经典中医启蒙诵

周　羚　主编

针灸不忘歌

主　编　徐慧艳　周　羚

副主编　孙志文　王冠一　于　洋

中国科学技术出版社

·北　京·

图书在版编目（CIP）数据

针灸不忘歌 / 徐慧艳，周羚主编. —北京：中国科学技术出版社，2023.3

（经典中医启蒙诵读丛书 / 周羚主编）

ISBN 978-7-5046-9177-4

Ⅰ. ①针… Ⅱ. ①徐…②周… Ⅲ. ①针灸疗法 Ⅳ. ① R245

中国版本图书馆 CIP 数据核字（2021）第 180046 号

策划编辑 韩 翔
责任编辑 延 锦
文字编辑 秦萍萍
装帧设计 华图文轩
责任印制 徐 飞

出 版 中国科学技术出版社
发 行 中国科学技术出版社有限公司发行部
地 址 北京市海淀区中关村南大街 16 号
邮 编 100081
发行电话 010–62173865
传 真 010–62179148
网 址 http：//www.cspbooks.com.cn

开 本 880mm×1230mm 1/64
字 数 61 千字
印 张 2.5
版 次 2023 年 3 月第 1 版
印 次 2023 年 3 月第 1 次印刷
印 刷 北京长宁印刷有限公司
书 号 ISBN 978–7–5046–9177–4/R• 2766
定 价 29.80 元

内容提要

编者从《针灸大成》《针灸聚英》《医学入门》等中医经典著作中选取了文学水平较高、内容深入浅出、通俗易懂、读来朗朗上口、中医入门必须掌握的针灸歌诀，按十二经络、奇经八脉、十五络脉、行针法、临证选穴等分门别类，汇集成册，并对其中难懂的中医病证及学术名词略加解释。读者执此一书，就能轻松了解针灸学全貌，熟读记诵，融会贯通，即可入针灸之门，并为进一步钻研深造打下牢固基础。学习背诵本歌诀，即为中医入门之捷径，非常适合初学中医及中医爱好者阅读。

前　言

中医要练童子功

古人学习中医没有统一教材，更多的是依靠一种自发形成的民间教学系统，中医学的启蒙核心是引导学生构建基础性的知识框架，以及进行经典医籍的精读、熟读。

张奇文教授等曾对97位名老中医的成长之路进行研究，在这些名老中医的读书记录中，出现了三百余种中医古籍。但多未必善，其中有41人明确提出应背诵《伤寒论》《金匮要略》《汤头歌诀》《内经》《药性赋》《濒湖脉学》《医宗金鉴》等书目。抓住重点，反复诵读乃至背诵，再博览群书，是学习中医学应注意的。

岳美中说：“对《金匮要略》《伤寒论》，如果能做到不假思索，张口就来，到临床应用时，就成了有源头的活水。不但能触机即发，左右逢源，还会熟能生巧，别有会心。”

姜春华说：“现在看来，趁年轻记忆好，读熟了后来大有用处，这也可说是学习中医最基本的基本功。”

方药中说：“我用小纸片把要背的东西写上一小段带在身上，反复默念，走到哪里念到哪里，一天能背熟几个小段。”

哈荔田说：“我背书时不用默诵法，而是在僻静处朗朗诵读，俾声出之于口，闻之于耳，会之于心，之后则在喧闹环境中默忆背过的内容，所谓‘闹中取静’。如此，则不惟能熟记，且能会意。”

路志正说：“先是低吟，即自念自听，吟读数十遍或百遍之数，有若流水行云，出口成诵，形成自然记忆。低吟之后，要逐渐放慢速度，边读边体会文中含义，所谓‘涵味吟诵’，务求弄懂原文。”

故此，笔者将适宜诵读的古籍进行整理，按四诊、本草、汤头、针灸、运气、经方等进行分类，望诸位读者铭记老一辈名医的经验，坚持不懈。

目　录

基础篇

十二经脉歌

手太阴肺脉

《灵枢·经脉》曰：肺手太阴之脉，起于中焦，下络大肠，还循胃口，上膈属肺，从肺系横出腋下，下循臑内，行少阴心主之前，下肘中，循臂内上骨下廉，入寸口，上鱼，循鱼际，出大指之端。其支者，从腕后直出次指内廉出其端。是动则病肺胀满，膨胀（别本作膨）而喘咳，缺盆中痛，甚则交两手而瞀，此为臂厥。是主肺所生病者，咳，上气，喘，渴，烦心，胸满，臑臂内前廉痛，厥，掌中热。气盛有余，则肩背痛，风寒，汗出中风，小便数而欠；气虚则肩背痛，寒，少气不足以息，溺色变。

肺脉循行歌

手太阴肺中焦生，络肠循胃散流行。
上膈属肺从肺系，横出腋下臑肘中。
循臂寸口上鱼际，大指内侧爪端通。
支络还从腕后出，接次指属阳明经。

肺脉主病歌

所生病者为气嗽，喘渴烦心胸满结。
臑臂之内前廉痛，小便频数掌中热。
气虚肩背痛而寒，气盛亦疼风汗出。
欠伸少气不足息，遗矢无度溺色赤。

肺脉穴歌 左右二十二穴

手太阴肺十一穴，中府云门天府列。
次则侠白下尺泽，又次孔最与列缺。
经渠太渊下鱼际，抵指少商如韭叶。

肺脉穴位分寸歌

太阴中府三肋间，上行云门寸六许。
云在璇玑旁六寸，大肠巨骨下二骨。
天府腋三动脉求，侠白肘上五寸主。
尺泽肘中约纹是，孔最腕上七寸拟。
列缺腕上一寸半，经渠寸口陷中取。
太渊掌后横纹头，鱼际节后散脉里。
少商大指端内侧，鼻衄刺之立时止。

手阳明大肠脉

《灵枢·经脉》曰：大肠手阳明之脉，起于大指次指之端，循指上廉，出合谷两骨之间，上入两筋之中，循臂上廉，入肘外廉，上臑外前廉，上肩，出髃骨之前廉，上出于柱骨之会上，下入缺盆，络肺，下膈，属大肠。其支者，从缺盆上颈，贯颊，入下齿中，还出挟口，交人中，左之右，右之左，上挟鼻孔。是动则病齿痛，颈肿。是主津液所生病者，目黄，口干，鼽衄，喉痹，肩前臑痛，大指次指痛不用，气有余则当脉所过者热肿；虚则寒栗不复。

大肠脉循行歌

阳明之脉手大肠，次指内侧起商阳。
循指上廉出合谷，歧骨两筋循臂肪。
入肘外廉循臑外，肩端前廉柱骨旁。
从肩下入缺盆内，络肺下膈属大肠。
支从缺盆直上颈，斜贯颊前下齿当。
环出人中交左右，上侠鼻孔注迎香。

大肠脉主病歌

此经气盛血亦盛，是动臑肿并齿痛。

所生病者为鼽衄，目黄口干喉痹生。

大指次指难为用，肩前臑外痛相仍。

气有余兮脉热肿，虚则寒栗病偏增。

大肠脉穴歌 左右四十穴

手阳明穴起商阳，二间三间合谷藏。

阳溪偏历与温溜，下廉上廉三里长。

曲池肘髎迎五里，臂臑肩髃巨骨当。

天鼎扶突接禾髎，鼻旁五分号迎香。

大肠脉穴位分寸歌

商阳食指内侧边，二间寻来本节前。

三间节后陷中取，合谷虎口歧骨间。

阳溪腕中上侧是，偏历腕后三寸安。

温溜腕后去五寸，池下四寸下廉看。

池下三寸上廉中，池下二寸三里逢。

曲池屈肘纹头尽，肘髎上臑外廉近。

大筋中央寻五里，肘上三寸行向里。

臂臑肘上七寸量，肩髃肩端举臂取。

巨骨肩尖端上行，天鼎喉旁四寸拟。

扶突天突旁三寸，禾髎水沟旁五分。

迎香禾髎上一寸，大肠经穴自分明。

足阳明胃脉

《灵枢·经脉》曰：胃足阳明之脉，起于鼻之交頞中，旁纳太阳之脉，下循鼻外，入上齿中，还出挟口环唇，下交承浆，却循颐后下廉，出大迎，循颊车，上耳前，过客主人，循发际，至额颅。其支者，从大迎前下人迎，循喉咙，入缺盆，下膈，属胃，络脾。其直者，从缺盆下乳内廉，下挟脐，入气街中。其支者，起于胃口，下循腹里，下至气街中而合，以下髀关，抵伏兔，下膝髌中，下循胫外廉，下足跗，入中趾内间。其支者，下廉三寸而别，下入中趾外间。其支者，别跗上，入大趾间，出其端。是动则病洒洒振寒，善呻，数欠，颜黑，病至则恶人与火，闻木声则惕然而惊，心欲动，独闭户塞牖而处，甚则欲上高而歌，弃衣而走，贲响腹胀，是为骭厥。是主血所生病者，狂疟，温淫，汗出，鼽衄，口㖞，唇胗，颈肿，喉痹，大腹水肿，膝髌肿痛，循膺乳、气街、股、伏兔、骭外廉、足跗上皆痛，中趾不用，气盛则身以前皆热，其有余于胃，则消谷善饥，溺色黄；气不足则身以前皆寒栗，胃中寒则胀满。

胃脉循行歌

胃足阳明交鼻起，下循鼻外入上齿。

还出挟口绕承浆，颐后大迎颊车里。
耳前发际至额颅，支下人迎缺盆底。
下膈入胃络脾宫，直者缺盆下乳内。
一支幽门循腹中，下行直合气街逢。
遂由髀关抵膝髌，胻跗足趾内间同；
一支下膝注三里，前出中趾外间通。
一支别走足跗趾，大趾之端经尽已。

胃脉主病歌

此经多气复多血，是动欠伸面颜黑。
凄凄恶寒畏见人，忽闻木音心惊惕。
登高而歌弃衣走，甚则腹胀仍贲响。
凡此诸疾皆骭厥，所生病者为狂疟。
温淫汗出鼻流血，口㖞唇裂又喉痹。
膝髌疼痛腹胀结，气膺伏兔胻外廉。
足跗中趾俱痛彻，有余消谷溺色黄。
不足身前寒振栗，胃房胀满食不消。

气盛身前皆有热。

胃脉穴歌 左右九十穴

四十五穴足阳明，承泣四白巨髎经。

地仓大迎登颊车，下关头维对人迎。

水突气舍连缺盆，气户库房屋翳寻。

膺窗乳中延乳根，不容承满出梁门。

关门太乙滑肉门，天枢外陵大巨存。

水道归来达气街，髀关伏兔走阴市。

梁丘犊鼻足三里，上巨虚连条口底。

下巨虚下有丰隆，解溪冲阳陷谷同。

内庭厉兑阳明穴，大趾次趾之端终。

胃脉穴位分寸歌

胃之经兮足阳明，承泣目下七分寻，

再下三分名四白，巨髎鼻孔旁八分。

地仓挟吻四分近，大迎颔下寸三中，

颊车耳下八分陷，下关耳前动脉行。
头维神庭旁四五，人迎喉旁寸五真，
水突筋前人迎下，气舍喉下一寸乘。
缺盆舍下横骨陷，气户下行一寸明，
库房下行一寸六，屋翳膺窗乳中根。
不容巨阙旁二寸，一寸承满与梁门，
关门太乙滑肉门，天枢脐旁二寸寻。
枢下一寸外陵穴，陵下一寸大巨陈，
巨下一寸水道穴，水下一寸归来存。
气街归来下一寸，共去中行二寸匀，
髀关膝上尺二许，伏兔髀下六寸是。
阴市伏兔下三寸，梁丘市下一寸记，
犊鼻膝髌陷中取，膝眼三寸下三里。
里下三寸上巨虚，虚下二寸条口举，
再下一寸下巨虚，复上外踝上八寸。
却是丰隆穴当记，解溪则从丰隆下，
内循足腕上陷中，冲阳解下高骨动。

陷谷冲下二寸名，内庭次指外歧骨，

厉兑大次趾端中。

足太阴脾脉

《灵枢·经脉》曰：脾足太阴之脉，起于大趾之端，循趾内侧白肉际，过核骨后，上内踝前廉，上踹（腨的通假字）内，循胫骨后，交出厥阴之前，上（循）膝股内前廉，入腹，属脾，络胃，上膈，挟咽，连吞本，散舌下。其支者，复从胃，别上膈，注心中。是动则病舌本强，食则呕，胃脘痛，腹胀，善噫，得后与气则快然如衰，身体皆重。是主脾所生病者，舌本痛，体不能动摇，食不下，烦心，心下急痛，溏，瘕，泄，水闭，黄疸，不能卧，强立，股膝内肿厥，足大趾不用。

脾脉循行歌

太阴脾起足大趾，上循内侧白肉际。

核骨之后内踝前，上踹循胻经膝里。

股内前廉入腹中，属脾络胃与膈通。

挟喉连舌散舌下，支络从胃注心中。

脾脉主病歌

此经气盛而血衰，是动其病气所为。

食入即吐胃脘痛，更兼身体痛难移。

腹胀善噫舌本强，得后与气快然衰。

所生病者舌亦痛，体重不食亦如之。

烦心心下仍急痛，泄水溏瘕寒疟随。

不卧强立股膝肿，疸发身黄大指痿。

脾脉穴歌 左右四十二穴

二十一穴脾中州，隐白在足大趾头。

大都太白公孙盛，商丘三阴交可求。

漏谷地机阴陵泉，血海箕门冲门开。

府舍腹结大横排，腹哀食窦天溪连。

胸乡周荣大包随。

脾脉穴位分寸歌

大趾端内侧隐白，节后陷中求大都。

太白内侧核骨下，节后一寸公孙呼。

商丘内踝微前陷，踝上三寸三阴交。

再上三寸漏谷是，踝上五寸地机朝。

膝下内侧阴陵泉，血海膝髌上内廉。

箕门穴在鱼腹上，动脉应手越筋间。

冲门横骨两端动，府舍上行七分看。

腹结上行三寸入，大横上行一寸三。

腹哀上行三寸半，食窦上行三寸间。

天溪上行一寸六，胸乡周荣亦同然。

手少阴心脉

《灵枢·经脉》曰：心手少阴之脉，起于心中，出属心系，下膈，络小肠。其支者，从心系，上挟咽，系目系。其直者，复从心系却上肺，下出腋下，下循臑内后廉，行太阴心主之后，下肘内，循臂内后廉，抵掌后锐骨之端，入掌内后廉，循小指之内，出其端。是动则病嗌干，心痛，渴而欲饮，是为臂厥。是主心所生病者，目黄，胁痛，臑臂内后廉痛厥，掌中热痛。

心脉循行歌

手少阴脉起心中，下膈直与小肠通。

支者还从肺系走，直上喉咙系目瞳。

直者上肺出腋下，臑后肘内少海从。

臂内后廉抵掌中，锐骨之端注少冲。

心脉主病歌

多气少血属此经，是动心脾痛难任。
渴欲饮水咽干燥，所生胁痛目如金。
臑臂之内后廉痛，掌中有热向经寻。

心脉穴歌 左右一十八穴

九穴午时手少阴，极泉青灵少海深。
灵道通里阴郄邃，神门少府少冲寻。

心脉穴位分寸歌

少阴心起极泉中，腋下筋间动引胸。
青灵肘上三寸取，少海肘后端五分。
灵道掌后一寸半，通里腕后一寸同。
阴郄腕后内半寸，神门掌后锐骨隆。
少府小指本节末，小指内侧取少冲。

手太阳小肠脉

《灵枢·经脉》曰：小肠手太阳之脉，起于小指之端，循手外侧上腕，出踝中，直上循臂骨下廉，出肘内侧两骨之间，上循臑外后廉，出肩解，绕肩胛，交肩上，入缺盆，络心，循咽，下膈，抵胃，属小肠。其支者，从缺盆循颈上颊，至目锐眦，却入耳中。其支者，别颊，上䪼抵鼻，至目内眦，斜络于颧。是动则病嗌痛，颔肿，不可以顾，肩似拔，臑似折。是主液所生病者，耳聋，目黄，颊肿，颈、颔、肩、臑、肘、臂外后廉痛。

小肠脉循行歌

手太阳经小肠脉，小指之端起少泽，

循手外廉出踝中，循臂骨出肘内侧。

上循臑外出后廉，直过肩解绕肩胛，

交肩下入缺盆内，向腋络心循咽嗌。
下膈抵胃属小肠，一支缺盆贯颈颊，
至目锐眦却入耳，复从耳前仍上颊。
抵鼻升至目内眦，斜络于颧别络接。

小肠脉主病歌

此经少气还多血，是动则病痛咽嗌，
颔下肿兮不可顾，肩如拔兮臑似折。
所生病主肩臑痛，耳聋目黄肿腮颊，
肘臂之外后廉痛，部分犹当细分别。

小肠脉穴歌 左右三十八穴

手太阳穴一十九，少泽前谷后溪薮。
腕骨阳谷养老绳，支正小海外辅肘。
肩贞臑俞接天宗，髎外秉风曲垣首。
肩外俞连肩中俞，天窗乃与天容偶。
锐骨之端上颧髎，听宫耳前珠上走。

小肠脉穴位分寸歌

小指端外为少泽，前谷本节前外侧。
节后横文取后溪，腕骨腕前骨陷侧。
阳谷锐骨下陷中，腕上一寸名养老。
支正外侧上五寸，小海肘端五分好。
肩贞肩髃后陷中，臑俞肩髎后陷考。
天宗秉风大骨陷，秉风肩上小髃空。
曲垣肩中曲胛陷，外俞上胛一寸逢。
肩中俞椎二寸旁，天窗曲颊动陷详。
天容耳下曲颊后，颧髎面颅锐骨当。
听宫耳中珠子上，凡为小肠手太阳。

足太阳膀胱脉

《灵枢·经脉》曰：膀胱足太阳之脉，起于目内眦，上额，交巅。其支者，从巅至耳上角。其直者，从巅入络脑，还出别下项，循肩髆内，挟脊，抵腰中，入循膂，络肾，属膀胱。其支者，从腰中下挟脊，贯臀，入腘中。其支者，从髆内左右，别下，贯胛，挟脊内，过髀枢，循髀外，从后廉，下合腘中，以下贯踹（腨的通假字）内，出外踝之后，循京骨，至小趾（之端）外侧。是动则病冲头痛，目似脱，项如拔，脊痛，腰似折，髀不可以曲，腘如结，踹（腨的通假字）如裂，是为踝厥。是主筋所生病者，痔，疟，狂，癫疾，头、囟、项痛，目黄，泪出，鼽衄，项、背、腰、尻、腘、踹（腨的通假字）、脚皆痛，小趾不用。

膀胱脉循行歌

足太阳经膀胱脉，目内眦上起额尖。

支者巅上至耳角，直者从巅脑后悬。

络脑还出别下项，仍循肩膊挟脊边。

抵腰膂肾膀胱内，一支下与后阴连。

贯臀斜入委中穴，一支髆内左右别。
贯胛挟脊过髀枢，臀内后廉腘中合。
下贯腨内外踝后，京骨之下指外侧。

膀胱脉主病歌

此经血多气犹少，是动头疼不可当。
项如拔兮腰似折，髀枢痛彻脊中央。
腘如结兮腨如裂，是为踝厥筋乃伤。
所生疟痔小指废，头囟顶痛目色黄。
腰尻腘脚疼连背，泪流鼻衄及癫狂。

膀胱脉穴歌　一百三十四穴

足太阳经六十七，睛明目内红肉藏。
攒竹眉冲与曲差，五处上寸半承光。
通天络却玉枕昂，天柱后际大筋外。
大杼背部第二行，风门肺俞厥阴四。
心俞督俞膈俞强，肝胆脾胃俱挨次。

三焦肾气海大肠，关元小肠到膀胱。

中膂白环仔细量，自从大杼至白环。

各各节外寸半长，上髎次髎中复下。

一空二空腰髁当，会阳阴尾骨外取。

附分挟脊第三行，魄户膏肓与神堂。

譩譆膈关魂门九，阳纲意舍仍胃仓。

肓门志室胞肓续，二十椎下秩边场。

承扶臀横纹中央，殷门浮郄到委阳。

委中合阳承筋是，承山飞扬踝跗阳。

昆仑仆参连申脉，金门京骨束骨忙。

通谷至阴小指旁。

膀胱脉穴位分寸歌

足太阳兮膀胱经，内眦一分起睛明。

眉头陷中攒竹地，眉冲居中夹曲神。

曲差神庭旁寸五，五处循后行五分。

承通络却玉枕穴，循后俱是寸半神。

天柱项后发际内，大筋外廉中陷存。
由此脊中开二寸，第一大杼二风门。
三椎肺俞厥阴四，心五督六膈七论。
肝九胆十脾十一，胃在十二椎下寻。
十三三焦十四肾，气海俞在十五椎。
大肠关元十六七，小肠还居十八椎。
膀胱俞穴寻十九，中膂内俞二十椎。
白环俞穴二十一，四髎之穴腰髁窥。
会阳阴尾尻骨旁，背开二寸二行了。
别上脊中三寸半，第二椎下为附分。
三魄四膏五神堂，第六譩譆膈关七。
第九魂门十阳纲，十一意舍二胃仓。
十三肓门四志室，十九椎旁是胞肓。
二十椎旁秩边穴，背部三行下行循。
承扶臀下股上约，下行六寸是殷门。
从殷外斜上一寸，屈膝得之浮郄真。
委阳承扶下六寸，从郄内斜是殷门。

委中膝腘约纹里，此下二寸寻合阳。
承筋脚跟上七寸，穴在腨肠之中央。
承山腨肚分肉间，外踝七寸上飞扬。
跗阳外踝上三寸，昆仑外跟陷中央。
仆参亦在踝下陷，申脉踝下五分张。
金门外踝下一寸，京骨外侧大肉当。
束肉本节后陷中，通谷节前陷中量。
至阴小趾外侧端，去甲如韭须细详。

足少阴肾脉

《灵枢·经脉》曰：肾足少阴之脉，起于小趾之下，邪走足心，出于然谷之下，循内踝之后，别入跟中，以上踹（腨的通假字）内，出腘内廉，上股内后廉，贯脊，属肾，络膀胱。其直者，从肾上贯肝膈，入肺中，循喉咙，挟舌本。其支者，从肺出络心，注胸中。是动则病饥不欲食，面如漆柴，咳唾则有血，喝喝而喘，坐而欲起，目𥆨𥆨如无所见，心如悬若饥状。气不足则善恐，心惕惕如人将捕之，是为骨厥。是主肾所生病者，口热，舌干，咽肿，上气，嗌干及痛，烦心，心痛，黄疸，肠澼，脊股内后廉痛，痿厥，嗜卧，足下热而痛。

肾脉循行歌

足经肾脉属少阴，小指斜趋涌泉心。
然骨之下内踝后，别入跟中腨内侵。
出腨内廉上股内，贯脊属肾膀胱临。
直者属肾贯肝膈，入肺循喉舌本寻。
支者从肺络心内，仍至胸中部分深。

肾脉主病歌

此经多气而少血，是动病饥不欲食。
喘嗽唾血喉中鸣，坐而欲起面如垢。

目视䀮䀮气不足，心悬如饥常惕惕。

所生病者为舌干，口热咽痛气贲逼。

股内后廉并脊疼，心肠烦痛疸而澼。

痿厥嗜卧体怠惰，足下热痛皆肾厥。

肾脉穴歌 左右五十四穴

足少阴穴二十七，涌泉然谷太溪溢。

大钟水泉通照海，复溜交信筑宾实。

阴谷膝内跗骨后，以上从足走至膝。

横骨大赫联气穴，四满中注肓俞脐。

商曲石关阴都密，通谷幽门寸半辟。

折量腹上分十一，步廊神封膺灵墟。

神藏彧中俞府毕。

肾脉穴位分寸歌

足心陷中是涌泉，然谷内踝一寸前。

太溪踝后五分是，大钟跟后踵中边。

水泉溪下一寸觅，照海踝下四分传。

复溜内踝后二寸，交信沿上二寸联。

二穴只隔筋前后，太阴之后少阴前。

筑宾内踝上腨分，阴谷膝下屈膝间。

横骨大赫并气穴，四满中注亦相连。

五穴上行皆一寸，中行旁开一寸边。

肓俞上行亦一寸，但在脐旁半寸间。

商曲石关阴都穴，通谷幽门五穴缠。

下上俱是一寸取，各开中行寸半前。

步廊神封灵墟穴，神藏彧中俞府安。

上行寸六旁二寸，俞府璇玑二寸观。

手厥阴心包络脉

《灵枢·经脉》曰：心主手厥阴心包络之脉，起于胸中，出属心包络，下膈，历络三焦。其支者，循胸出胁，下腋三寸，上抵腋下，循臑内，行太阴、少阴之间，入肘中，下臂，行两筋之间，入掌中，循中指，出其端。其支者，别掌中，循小指次指，出其端。是动则病手心热，臂肘挛急，腋肿，甚则胸胁支满，心中憺憺大动，面赤，目黄，喜笑不休。是主脉所生病者，烦心，心痛，掌中热。

心包络脉循行歌

手厥阴心主起胸，属包下膈三焦宫。
支者循胸出胁下，胁下连腋三寸同。
仍上抵腋循臑内，太阴、少阴两经中。
指透中冲支者别，小指次指络相通。

心包络脉主病歌

此经少气原多血，是动则病手心热。
肘臂挛急腋下肿，甚则胸胁支满结。
心中憺憺或大动，善笑目黄面赤色。
所生病者为烦心，心痛掌热病之则。

心包络脉穴歌 左右一十八穴

九穴心包手厥阴，天池天泉曲泽深。

郄门间使内关对，大陵劳宫中冲侵。

心包络脉穴位分寸歌

心包穴起天池间，乳后傍一腋下三。

天泉曲腋下二寸，曲泽屈肘陷中恭。

郄门腕后五寸许，间使腕后三寸看。

内关去腕后二寸，大陵掌后横纹间。

劳宫屈拳名中取，中指之末中冲端。

手少阳三焦脉

《灵枢·经脉》曰：三焦手少阳之脉，起于小指次指之端，上出两指之间，循手表腕，出臂外两骨之间，上贯肘，循臑外，上肩，而交出足少阳之后，入缺盆，布膻中，散落

（络的通假字）心包，下膈，循属三焦。支者，从膻中上出缺盆，上项，系（别本作侠）耳后直上，出耳上角，以屈下颊至䪼。其支者，从耳后入耳中，出走耳前，过客主人前，交颊，至目锐眦。是动则病耳聋，浑浑焞焞，嗌肿，喉痹。是主气所生病者，汗出，目锐眦痛，颊痛，耳后、肩、臑、肘、臂外皆痛，小指次指不用。

三焦脉循行歌

手经少阳三焦脉，起自小指次指端。
两指歧骨手腕表，上出臂外两骨间。
肘后臑外循肩上，少阳之后交别传。
下入缺盆膻中分，散络心包膈里穿。
支者膻中缺盆上，上项耳后耳角旋。
屈下至颐仍注颊，一支出耳入耳前。
却从上关交曲颊，至目锐眦乃尽焉。

三焦脉主病歌

此经少血还多气，是动耳鸣喉肿痹。

所生病者汗自出，耳后痛兼目锐眦。

肩臑肘臂外皆疼，小指次指亦如废。

三焦脉穴歌 左右四十六穴

二十三穴手少阳，关冲液门中渚旁。

阳池外关支沟正，会宗三阳四渎长。

天井清冷渊消泺，臑会肩髎天髎堂。

天牖翳风瘈脉青，颅息角孙丝竹张。

和髎耳门听有常。

三焦脉穴位分寸歌

关冲名指外侧端，液门小次指陷叅。

中渚液门上一寸，阳池腕前表陷看。

外关腕后二寸陷，关上一寸支沟悬。

外开一寸会宗地，斜上一寸阳络焉。

肘前五寸称四渎，天井外肘骨后连。
肘上一寸骨罅处，井上一寸清冷渊。
消泺臂肘分肉际，臑会肩端三寸前。
肩髎臑上陷中取，天髎井后一寸传。
天牖耳后一寸立，翳风耳后角尖陷。
瘈脉耳后青脉看，颅息青络脉之上。
角孙耳上发下间，耳门耳前缺处陷。
和髎横动脉耳前，欲竟丝竹空何在。
眉后陷中仔细观。

足少阳胆脉

《灵枢·经脉》曰：胆足少阳之脉，起于目锐眦，上抵头角，下耳后，循颈行手少阳之前，至肩上，却交出手少阳之后，入缺盆。其支者，从耳后入耳中，出走耳前，至目锐眦后。其支者，别锐眦，下大迎，合于手少阳，抵于䪼，下加颊车，下颈，合缺盆，以下胸中，贯膈，络肝，属胆，循胁里，出气街，绕毛际，横入髀厌中。其直者，从缺盆下腋，循胸，过季胁，下合髀厌中，以下循髀阳，出膝外廉，下外辅骨之前，直下抵绝骨之端，下出外踝之前，循足跗上，入小趾次趾之间（别本作端）。其支者，别跗上，入大趾之间，循大趾歧骨内，出其端，还贯爪甲，出三毛。是动则病口苦，善太息，心胁痛，不能转侧，甚则面微有尘，体无膏泽，足外反热，是为阳厥。是主骨所生病者，头痛，颔痛，目锐眦痛，缺盆中肿痛，腋下肿，马刀侠瘿，汗出振寒，疟，胸、胁、肋、髀、膝外至胫、绝骨、外踝前及诸节皆痛，小趾次趾不用。

胆脉循行歌

足脉少阳胆之经，始从两目锐眦生。

抵头循角下耳后，脑空风池次第行。

手少阳前至肩上，交少阳右上缺盆。

支者耳后贯耳内，出走耳前锐眦循。

一支锐眦大迎下，合手少阳抵䪼根。

下加颊车缺盆合，入胸贯膈络肝经。

属胆仍从胁里过，下入气街毛际萦。

横入髀厌环跳内，直者缺盆下腋膺。

过季胁下髀厌内，出膝外廉是阳陵。

外辅绝骨踝前过，足跗小趾次趾分。

一支别从大趾去，三毛之际接肝经。

胆脉主病歌

此经多气而少血，是动口苦善太息。

心胁疼痛难转移，面尘足热体无泽。

所生头痛连锐眦，缺盆肿痛并两腋。

马刀挟瘿生两旁，汗出振寒痎疟疾。

胸胁髀膝至胫骨，绝骨踝痛及诸节。

胆脉穴歌 左右八十八穴

少阳足经瞳子髎，四十四穴行迢迢。

听会上关颔厌集，悬颅悬厘曲鬓翘。

率谷天冲浮白次，窍阴完骨本神邀。

阳白临泣目窗辟，正营承灵脑空摇。

风池肩井渊液部，辄筋日月京门标。

带脉五枢维道续，居髎环跳风市招。

中渎阳关阳陵穴，阳交外丘光明宵。

阳辅悬钟丘墟外，足临泣地五侠溪。

第四趾端窍阴毕。

胆脉穴位分寸歌

外眦五分瞳子髎，耳前陷中听会绕。

上关上行一寸是，内斜曲角颔厌昭。

后行颅中厘下廉，曲鬓耳前发际看。

入发寸半率谷穴，天冲耳后斜二探。

浮白下行一寸间，窍阴穴在枕骨下。

完骨耳后入发际，量得四分需用记。
本神神庭旁三寸，入发四寸耳上系。
阳白眉上一寸许，上行五分是临泣。
临后寸半目窗穴，正营承灵及脑空。
后行相去寸半同，风池耳后发际陷。
肩井肩上陷解中，大骨之前寸半取。
渊腋腋下三寸缝，辄筋复前一寸行。
日月乳下二肋缝，期门之下五分存。
脐上五分旁九五，季肋夹脊是京门。
季下寸八循带脉，带下三寸五枢真。
维道章下五三定，章下八三居髎名。
环跳髀枢宛中陷，风市垂手中指寻。
膝上五寸是中渎，阳关阳陵上三寸。
阳陵膝下一寸任，阳交外踝上七寸。
外丘外踝七寸分，此系斜属三阳络。
踝上五寸定光明，踝上四寸阳辅地。
踝上三寸是悬钟，丘墟踝下陷中立。

丘下三寸临泣存，临下五分地五会。

会下一寸侠溪呈，欲觅窍阴归何处。

小趾次趾外侧寻。

足厥阴肝脉

《灵枢·经脉》曰：肝足厥阴之脉，起于大趾丛毛之际，上循足跗上廉，去内踝一寸，上踝八寸，交出太阴之后，上腘内廉，循股阴，入毛中，过阴器，抵小腹，挟胃，属肝，络胆，上贯膈，布胁肋，循喉咙之后，上入颃颡，连目系，上出额，与督脉会于巅。其支者，从目系下颊里，环唇内。其支者，复从肝，别贯膈，上注肺。是动则病腰痛不可以俯仰，丈夫㿗疝，妇人少腹肿，甚则嗌干，面尘，脱色。是主肝所生病者，胸满，呕，逆，飧泄，狐疝，遗溺，闭癃。

肝脉循行歌

厥阴足脉肝所终，大趾之端毛际丛。
足跗上廉太冲分，踝前一寸入中封。
上踝交出太阴后，循腘内廉阴股冲。
环绕阴器抵小腹，挟胃属肝络胆逢。
上贯膈里布胁肋，挟喉颃颡目系同。
脉上巅会督脉出，支者还生目系中。
下络颊里环唇内，支者便从膈肺通。

肝脉主病歌

此经血多气少焉，是动腰疼俯仰难。
男疝女人小腹肿，面尘脱色及咽干。
所生病者为胸满，呕吐洞泄小便难。
或时遗溺并狐疝，临症还须仔细看。

肝脉穴歌 二十六穴

一十三穴足厥阴，大敦行间太冲侵。

中封蠡沟中都近，膝关曲泉阴包临。
五里阴廉羊矢穴，章门常对期门深。

肝脉穴位分寸歌

大敦大趾外侧端，行间两指缝中间。
太冲本节后二寸，中封内踝一寸前。
蠡沟内踝上五寸，中都上行二寸攀。
膝关犊鼻下二寸，屈膝纹头是曲泉。
阴包膝上四寸行，气冲三寸下五里。
阴廉穴在气冲下，相去二寸牢记取。
急脉毛际二五旁，厥阴大络睾丸系。
章门脐上二寸量，旁开六寸是穴地。
期门乳旁寸半开，直下寸半无烦拟。

奇经八脉歌

任脉

《素问·骨空论》曰：任脉者，起于中极之下，以上毛际，循腹里，上关元，至咽喉，上颐循面入目。

任脉为病，男子内结七疝，女子带下瘕聚。

任脉穴歌 二十四穴

任脉三八起会阴，曲骨中极关元锐。
石门气海阴交仍，神阙水分下脘配。
建里中上脘相连，巨阙鸠尾蔽骨下。
中庭膻中慕玉堂，紫宫华盖璇玑夜。
天突结喉是廉泉，唇下宛宛承浆舍。

任脉穴位分寸歌

任脉会阴两阴间，曲骨毛际陷中安。

中极脐下四寸取，关元脐下三寸连。
石门脐下二寸是，气海乃在寸半间。
脐下一寸阴交穴，脐之中央神阙传。
脐上上行各一寸，水分下脘建里参。
中脘上脘与巨阙，七穴行至鸠尾边。
中庭膻下寸六许，膻中位在两乳间。
玉堂紫华璇玑穴，上行俱作寸六看。
天突喉下约三寸，廉泉颔下骨之尖。
承浆颐前唇棱下，任脉中行腹穴全。

[注] 会阴穴，在前阴后阴之中间，任、督、冲三脉所起，督由会阴而行背，任由会阴而行腹，冲由会阴而行足也；从会阴上行，横骨上毛际陷中，动脉应手，脐下五寸，曲骨穴也；从曲骨上行，在脐下四寸，中极穴也；从中极上行，在脐下三寸，即关元穴也；从关元上行，在脐下二寸，石门穴也；从石

门上行，在脐下一寸五分宛宛中，气海穴也；从气海上行，在脐下一寸，阴交穴也；从阴交上行，当脐之中，神阙穴也；从神阙上行，脐上一寸，水分穴也；从水分上行，脐上二寸，下脘穴也；从下脘上行，脐上三寸，建里穴也；从建里上行，在脐上四寸，中脘穴也；从中脘上行，在脐上五寸，上脘穴也；从上脘上行，在两歧骨下二寸，巨阙穴也；从巨阙上行一寸，鸠尾穴也；从鸠尾上行一寸陷中，中庭穴也；从中庭上行一寸六分，膻中穴也；从膻中上行一寸六分陷中，玉堂穴也；从玉堂上行一寸六分陷中，紫宫穴也；从紫宫上行一寸六分陷中，华盖穴也；从华盖上行一寸陷中，璇玑穴也；从璇玑上行一寸，天突穴也；从天突上行，在颔下结喉上中央舌本下，仰而取之，廉泉穴也；从廉泉上行，在颐前下唇棱下陷中，承浆穴也。

督脉

《素问·骨空论》曰：督脉者，起于少腹以下骨中央。女子入系廷孔，其孔溺孔之端也。其络循阴器，合篡间，绕篡后，别绕臀，至少阴与巨阳中络者，合少阴上股内后廉，贯脊，属肾。与太阳起于目内眦，上额交巅，上入络脑，还出别下项，循肩髆内。挟脊抵腰中，入循膂络肾。

督脉为病，脊强反折。

督脉穴位分寸歌

尾闾骨端是长强，二十一椎腰俞藏。
十六阳关十四命，三一悬枢脊中详。
十椎中枢九筋缩，七椎之下乃至阳。
六灵五神三身柱，一椎之下陶道当。
一椎之上大椎穴，入发五分哑门行。

风府一寸宛中取，脑户二五枕之方。

再上四寸强间位，五寸五分后顶彰。

百会正在顶中取，耳尖前后发中央。

前顶囟后一寸半，星后一寸囟会量。

发际一寸上星地，五分神庭切勿忘。

鼻端准头素髎值，水沟鼻下人中藏。

兑端唇上端中取，龈交唇内齿逢乡。

[注] 督脉之别，起于长强者，即绕篡后，外合太阳，循行尾闾间，长强穴也；挟膂上项，散头上，下当肩左右，别走太阳，入贯膂，谓督脉循外而上行也；并于脊里，即夹脊也；上至风府，入属于脑，即上项散头也；从长强贯脊上行二十一椎下，腰俞穴也；十六椎下，阳关穴也；十四椎下，命门穴也；十三椎下，悬枢穴也；十一椎下，脊中穴也；十椎下，中枢穴也；九椎下，筋缩穴也；七椎下，至阳穴也；

六椎下，灵台穴也；五椎下，神道穴也；三椎下，身柱穴也；一椎下，陶道穴也；一椎之上，大椎穴也；上至上发际，哑门穴也；从哑门入发际，风府穴也；从风府上行一寸五分枕骨上，脑户穴也；从脑户上行一寸五分，强间穴也；从强间上行一寸五分，后顶穴也；从后顶上行一寸五分，直两耳尖顶陷中，百会穴也；从百会前行一寸五分，前顶穴也；从前顶穴前行一寸五分，囟会穴也；从囟会又前行一寸，上星穴也；从上星至前发际，神庭穴也；前后发际，合骨度共一尺二寸也，从前发际下至鼻端准头，素髎穴也；鼻柱下沟中央近鼻孔陷中，水沟穴也；唇上端，兑端穴也；唇内齿上龈缝中，龈交穴也。凡二十八穴，循行背之中行者也。

冲脉

《素问·骨空论》曰：冲脉者，起于气街，

并于少阴之经，挟脐上行，至胸中而散。

冲脉为病，逆气里急。

冲脉循行歌

冲脉起于腹气街，后天宗气气冲来。

并于先天之真气，相并挟脐上胸街。

大气至胸中而散，会合督任充身怀。

分布脏腑诸经络，名之曰海不为乖。

冲脉穴位分寸歌

冲脉分寸同少阴，起于横骨至幽门。

上行每穴皆一寸，穴开中行各五分。

[注] 冲脉起于足阳明，并于足少阴腹气之街，挟脐中行左右五分，而上行自少腹下尖阴上横骨穴；从横骨穴上行大赫、气穴、四满、中注、肓俞、商曲、石关、阴都、通谷、

幽门等共十一穴，每穴上行相去各一寸，中行左右各五分。

带脉

《灵枢·经别》曰：足少阴之正，至腘中，别走太阳而合，上至肾，当十四椎出属带脉。

带脉循行歌

带脉足少阴经脉，上腘别走太阳经。
合肾十四椎属带，起于季胁绕身行。

带脉穴位分寸歌

带脉部分足少阳，季胁寸八是其乡。
由带三寸五枢穴，过章五三维道当。

［注］带脉，在足少阳经季胁之下一寸八分，即带脉穴也；从带脉穴下三寸，即五枢穴

也；从五枢下行，过肝经之章门穴下五寸三分，即维道穴也。

阴跷、阳跷脉

《灵枢·脉度》曰：跷脉者，少阳之别，起于然谷之后，上内踝之上，直上循阴股，入阴，上循胸里，入缺盆，上出人迎之前，入頄[1]属目内眦，合于太阳、阳跷而上行，气并相还，则为濡目，目气不荣，则目不合。

阳跷、阴跷脉循行歌

阳跷脉起于跟中，上合三阳外踝行。

从胁循肩入颈頄，属目内眦太阳经。

阴跷脉亦起跟中，少阴之别内踝行。

上循阴股入胸腹，上至咽喉至睛明。

---

[1] 頄（qiú）：颧骨。

阳跷脉穴歌

阳跷脉近申仆阳，居髎肩髃巨骨乡。

臑俞地仓巨髎泣，终于睛明一穴强。

[注] 阳跷者，谓足太阳经之别脉也，起于足太阳膀胱经足外踝下五分陷中申脉穴也；从申脉绕后跟骨下，仆参穴也；从仆参又斜足外踝三寸，跗阳穴也；又与足少阳会于季胁软骨端下八寸三分，居髎穴也；又与手阳明会于膊骨头肩端上，肩髃穴也；从肩髃穴上行肩尖上两叉骨，巨骨穴也；又与手足太阳阳维，会于肩后大骨下胛上廉，臑俞穴也；又与手足阳明会于夹口吻旁四分，地仓穴也；从地仓穴行于鼻孔旁八分，巨髎穴也；又与任脉足阳明会于目下七分，承泣穴也；又与手足太阳足阳明阴跷，会于目内眦外一分，睛明穴也。

阴跷脉穴歌

阴跷起于然谷穴，上行照海交信列。

三穴原本足少阴，足之太阳睛明接。

[注] 阴跷者，以其所行阴经，为足少阴别脉也。起于足少阴肾经，足内踝前大骨下陷中，然谷穴也；从然谷穴循内踝之下一寸，照海穴也；于足内踝之上二寸直行交信穴；从交信穴上循阴股，入阴而行，上循胸里入缺盆，上出人迎之前，入烦鼻旁，属目内眦外宛宛中睛明穴，合于太阳阳跷，上行气并相还，则为濡目之用矣；故知阴跷脉气，若不与阳跷脉气并荣于目，则目不能合也，此阴跷循行之经脉也。

阳维、阴维脉

《难经·二十八难》曰：阳维阴维者，维

络于身，溢蓄不能环流，灌溢诸经者也。故阳维起于诸阳之会，阴维起于诸阴交也。

阳维、阴维脉循行歌

阳维脉起足太阳，外踝之下金门疆。
从胻背肩项面头，维络诸阳会督场。
阴维脉起足少阴，内踝上行穴筑宾。
循腹至乳上结喉，维络诸阴会于任。

阳维脉穴歌

阳维脉起穴金门，臑俞天髎肩井深。
本神阳白并临泣，正营脑空风池巡。
风府哑门此二穴，项后入发是其根。

[注] 阳维起于诸阳之会者，谓起于足太阳膀胱经之足外踝下一寸金门穴也；从金门穴行于足少阳胆经之足外踝上七寸，阳交穴也；

又与手足太阳及跷脉，会于肩后大骨下胛上廉，臑俞穴也；又与手足少阳会于缺盆中上毖骨际，天髎穴也；又会于肩上陷中，肩井穴也；从肩井穴上头，与足少阳会于眉上一寸，阳白穴也；从阳白穴上行于目上，直入发际，本神、临泣穴也；从临泣穴上行二寸，正营穴也；从正营穴循行枕骨下，脑空穴也；从脑空穴下行，至耳后大筋外廉，风池穴也；又与督脉会于项后风府、哑门穴，此阳维脉气所发也。

阴维脉穴歌

阴维之穴起筑宾，府舍大横腹哀循。
期门天突廉舌本，此是阴维脉维阴。

[注] 阴维起于诸阴之交者，谓起于足少阴肾经之内踝后上 分中筑宾穴；与足太阴交于少腹下，去腹中行三寸半，府舍穴也；又平

脐去中行三寸半，大横穴也；又行至乳下二肋端缝之下二寸，腹哀穴也；又与足厥阴交于乳下二肋端缝，期门穴也；又与任脉交于结喉下一寸宛宛中，天突穴也；从天突穴上行，在颔下结喉上中央舌本下，廉泉穴，此阴维脉气所发也。

六十六穴井荥输原经合歌

少商鱼际与太渊，经渠尺泽肺相连。
商阳二三间合谷，阳溪曲池大肠牵。
厉兑内庭陷谷胃，冲阳解溪三里随。
隐白大都太白脾，商丘阴陵泉要知。
少冲少府属于心，神门灵道少海寻。
少泽前谷后溪腕，阳谷小海小肠经。
至阴通谷束京骨，昆仑委中膀胱知。
涌泉然谷与太溪，复溜阴谷肾所宜。

中冲劳宫心包络，大陵间使传曲泽。

关冲液门中渚焦，阳池支沟天井索。

窍阴侠溪临泣胆，丘墟阳辅阳陵泉。

大敦行间太冲看，中封曲泉属于肝。

[注] 本歌穴位阴经按井、荥、输（即原）、经、合的顺序排列，阳经按井、荥、输、原、经、合的顺序排列。

阴经						
经＼穴		井（木）	荥（火）	输（土）	经（金）	合（水）
手三阴	肺	少商	鱼际	太渊	经渠	尺泽
	心包	中冲	劳宫	大陵	间使	曲泽
	心	少冲	少府	神门	灵道	少海
足三阴	脾	隐白	大都	太白	商丘	阴陵泉
	肝	大敦	行间	太冲	中封	曲泉
	肾	涌泉	然谷	太溪	复溜	阴谷

阳经							
经＼穴		井（金）	荥（水）	输（木）	原	经（火）	合（土）
手三阳	大肠	商阳	二间	三间	合谷	阳溪	曲池
	三焦	关冲	液门	中渚	阳池	支沟	天井
	小肠	少泽	前谷	后溪	腕骨	阳谷	小海
足三阳	胃	厉兑	内庭	陷谷	冲阳	解溪	足三里
	胆	足窍阴	侠溪	足临泣	丘墟	阳辅	阳陵泉
	膀胱	至阴	通谷	束骨	京骨	昆仑	委中

十五络穴歌

人身络穴一十五，我今逐一从头数。

手太阴络为列缺，手少阴络即通里。

手厥阴络为内关，手太阳络支正是。

手阳明络偏历当，手少阳络外关住。

足太阳络号飞扬，足阳明络丰隆记。

足少阳络为光明，足太阴络公孙寄。

足少阴络名大钟，足厥阴络蠡沟配。

阳督之络号长强，阴任之络号尾翳。

脾之大络为大包，十五络脉君须记。

十二原穴歌

甲出丘墟乙太冲，丙归腕骨是原中。
丁出神门原内过，戊胃冲阳气可通。
己出太白庚合谷，辛缘本出太渊同。
壬归京骨期中过，癸出太溪原穴逢。
三焦壬是阳池穴，包络大陵癸又重。

八会穴歌

腑会中脘脏章门，筋会阳陵髓绝骨。
骨会大杼气膻中，血会膈俞太渊脉。

十二募穴歌

大肠天枢肺中府，小肠关元心巨阙。
膀胱中极京门肾，肝募期门胆日月。
胃募中脘脾章门，焦募石门包膻中。

十二背俞穴歌

胸三肺俞四厥阴，心五肝九胆十临。
十一脾俞十二胃，腰一三焦腰二肾。
腰四骶一大小肠，膀胱骶二椎外寻。

十六郄穴歌

孔最温溜肺大肠，水泉金门肾膀胱。
外丘中都肝与胆，阴郄养老心小肠。
郄门会宗包三焦，地机梁丘胃脾相。
交信跗阳阴阳跷，筑宾阳交维阴阳。

下合穴歌

胃经下合三里乡，上下巨虚大小肠。
膀胱当合委中穴，三焦下合属委阳。
胆经之合阳陵泉，腑病用之效必彰。

临证篇

针法歌

此歌主要阐述了临床运用广泛，容易掌握的平补平泻手法，以及包括配合呼吸、迎随、弹针等组成的综合补泻手法。

先说平针法，含针口内温，
按揉令气散，掐穴故教深。
持针安穴上，令他嗽一声，
随嗽归天部，停针再至人。
再停归地部，待气候针沉，
气若不来至，指甲切其经。

次提针向病，针退天地人，

补必随经刺，令他吹气频。

随吹随左转，逐归天地人，

待气停针久，三弹更熨温。

出针口吸气，急急闭其门，

泻欲迎经取，吸则内其针。

吸时须右转，依次进天人，

转针仍复吸，依法要停针。

出针吹口气，摇动大其门。

补泻雪心歌（聚英）

行针补泻分寒热，泻寒补热须分别。

拈指向外泻之方，拈指向内补之诀。

泻左须当大指前，泻右大指当后曳。

补左次指向前搓，补右大指往上曳。

如何补泻有两般，盖是经从两边发。

补泻又要识迎随，随则为补迎为泻。

古人补泻左右分，今人乃为男女别。
男女经脉一般生，昼夜循环无暂歇。
两手阳经上走头，阴经胸走手指辍。
两足阳经头走足，阴经上走腹中结。
随则针头随经行，迎则针头迎经夺。
更为补泻定吸呼，吸泻呼补真奇绝。
补则呼出却入针，要知针用三飞法。
气至出针吸气入，疾而一退急扪穴。
泻则吸气方入针，要知阻气通身达。
气至出针呼气出，徐而三退穴开禁。
此诀出自梓桑君，我今授汝心已雪。
正是补泻玄中玄，莫向人前轻易说。

十二经治症主客原经（杨氏）

肺之主大肠客

太阴多气而少血，心胸气胀掌发热。
喘咳缺盆痛莫禁，咽肿喉干身汗越。

肩内前廉两乳疼，痰结膈中气如缺。

所生病者何穴求，太渊偏历与君说。

可刺手太阴肺经原，复刺手阳明大肠络。

[注] 原者，太渊穴，肺脉所过为原。掌后内侧横纹头，动脉相应寸口是；络者，偏历穴，去腕三寸，别走太阴。

大肠主肺之客

阳明大肠侠鼻孔，面痛齿疼腮颊肿。

生疾目黄口亦干，鼻流清涕及血涌。

喉痹肩前痛莫当，大指次指为一统。

合谷列缺取为奇，二穴针之居病总。

可刺手阳明大肠原，复刺手太阴肺经络。

[注] 原者，合谷穴，大肠脉所过为原，歧骨间；络者，列缺穴，去腕侧上寸半，交叉

盐指尽是，别走阳明。

脾主胃客

脾经为病舌本强，呕吐胃翻疼腹脏。

阴气上冲噫难瘳，体重不摇心事妄。

疟生振栗兼体羸，秘结疸黄手执杖。

股膝内肿厥而疼，太白丰隆取为尚。

可刺足太阴脾经原，复刺足阳明胃经络。

[注] 原者，太白穴，脾脉所过为原，足大趾内踝前，核骨下隐中；络者，丰隆穴，去踝八寸，别走太阴。

胃主脾客

腹膜心闷意凄怆，恶人恶火恶灯光。

耳闻响动心中惕，鼻衄唇㖞疟又伤。

弃衣骤步身中热，痰多足痛与疮疡。

气蛊胸腿疼难止，冲阳公孙一刺康。
可刺足阳明胃经原，复刺足太阴脾经络。

[注] 原者，冲阳穴，胃脉所过为原，足跗上五寸，骨间动脉；络者，公孙穴，去足大趾本节后一寸，内踝前，别走阳明。

真心主小肠客

少阴心痛并嗌干，渴欲饮兮为臂厥。
生病目黄口亦干，胁臂疼兮掌发热。
若人欲治勿差求，专在医人心审察。
惊悸呕血及怔忡，神门支正何堪缺。
可刺手少阴心经原，复刺手太阳小肠络。

[注] 原者，神门穴，心脉所过为原，手掌后锐骨端陷中；络者，支正穴，腕上五寸，别走少阴。

小肠主真心客

小肠之病岂为良，颊肿肩疼两臂旁。
项颈强疼难转侧，嗌颔肿痛甚非常。
肩似拔兮臑似折，生病耳聋及目黄。
臑肘臂外后廉痛，腕骨通里取为详。
可刺手太阳小肠原，复刺手少阴心经络。

[注] 原者，腕骨穴，小肠脉所过为原，手外侧腕前起骨下陷中；络者，通里穴，去腕一寸，别走太阳。

肾之主膀胱客

脸黑嗜卧不欲粮，目不明兮发热狂。
腰痛足疼步难履，若人捕获难躲藏。
心胆战兢气不足，更兼胸结与身黄。
若欲除之无更法，太溪飞扬取最良。
可刺足少阴肾经原，复刺足太阳膀胱络。

［注］原者，太溪穴，肾脉所过为原，内踝下后跟骨上，动脉陷中，屈五指乃得穴；络者，飞扬穴，外踝上七寸，别走少阴。

膀胱主肾之客

膀胱颈病目中疼，项腰足腿痛难行。
痢疟狂颠心胆热，背弓反手额眉棱。
鼻衄目黄筋骨缩，脱肛痔漏腹心膨。
若要除之无别法，京骨大钟任显能。
可刺足太阳膀胱原，复刺足少阴肾经络。

［注］原者，京骨穴，膀胱脉所过为原，足小趾大骨下，赤白肉际陷中；络者，大钟穴，当踝后绕跟，别走太阳。

三焦主包络客

三焦为病耳中聋，喉痹咽干目肿红。

耳后肘疼并出汗，脊间心后痛相从。

肩背风生连膊肘，大便坚闭及遗癃。

前病治之何穴愈，阳池内关法理同。

可刺手少阳三焦经原，复刺手厥阴心包经络。

［注］原者，阳池穴，三焦脉所过为原，手表腕上横断处陷中；络者，内关穴，去掌二寸两筋间，别走少阳。

包络主三焦客

包络为病手挛急，臂不能伸痛如屈。

胸膺胁满腋肿平，心中淡淡面色赤。

目黄善笑不肯休，心烦心痛掌热极。

良医达士细推详，大陵外关病消释。

可刺手厥阴心包经原，复刺手少阳三焦经络。

［注］原者，大陵穴，包络脉所过为原，

掌后横纹中；络者，外关穴，去腕二寸，别走厥阴。

肝主胆客

气少血多肝之经，丈夫㿉疝苦腰疼。
妇人腹膨小腹肿，甚则嗌干面脱尘。
所生病者胸满呕，腹中泄泻痛无停。
癃闭遗溺疝瘕痛，太光二穴即安宁。
可刺足厥阴肝经原，复刺足少阳胆经络。

［注］原者，太冲穴，肝脉所过为原，足大趾节后二寸，动脉陷是；络者，光明穴，去外踝五寸，别走厥阴。

胆主肝客

胆经之穴何病主，胸胁肋疼足不举。
面体不泽头目疼，缺盆腋肿汗如雨。

颈项瘿瘤坚似铁，疟生寒热连骨髓。

以上病症欲除之，须向丘墟蠡沟取。

可刺足少阳胆经原，复刺足厥阴肝经络。

[注] 原者，丘墟穴，胆脉所过为原，足外踝下从前陷中，去临泣三寸；络者，蠡沟穴，去内踝五寸，别走少阳。

扁鹊神应针灸玉龙经

此歌疑是宋代杨氏所作，元代王国瑞所撰《扁鹊神应针灸玉龙经》中首先搜集了此歌。唐代段成式《酉阳杂俎》载："杨光欣获玉龙一枚，长一尺二寸，高五寸，雕镂精妙，不似人作。"本歌名之为"玉龙"可能是一取其贵，二取其一百二十穴，合玉龙尺长一尺二寸之意。本歌首先强调了玉龙歌在临床上的重要性及掌握此歌后，针术必然会大大提高，其次介绍了一百二十穴的临床疗效，以及针灸补泻的规律和方法，透针法的运用等。杨氏给本歌作了注解。

扁鹊授我玉龙歌，玉龙一试绝沉疴。
玉龙之歌世罕得，研精心手无差讹。
吾今歌此玉龙诀，玉龙一百二十穴。
行针殊绝妙无比，但恐时人自差别。
补泻分明指下施，金针一刺显良医。
伛者立伸患者起，从此名驰湖海知。

凡患伛者，曲池补，人中泻；风池补，绝骨泻。

中　风

中风不语最难医，顶门发际亦堪施。
百会穴中明补泻，实时苏醒免灾危。

顶门：即囟会穴。上星后一寸。禁不可刺，灸七壮，针泻之。

百会：顶中央旋毛中，取眉间印堂至发际折中是穴。针一分许。中风，先补后泻，多补少泻。灸七壮，无补。

口眼㖞斜

中风口眼致㖞斜，须疗地仓连颊车。
左泻右根据师语，右泻左莫教差。

地仓：在口傍直缝带路下，针一分。

颊车：在耳后坠下三分，沿皮向下透地仓一寸半，灸二七壮。

头　风

头风呕吐眼昏花，穴在神庭刺不差。
子女惊风皆可治，印堂刺入艾来加。

神庭：在鼻直上入发际五分。针三寸，先补后泻，泻多补少。

印堂：在两眉间宛宛中。针一分，沿皮先透左攒竹，补泻后转归原穴；退右攒竹，根据上补泻急补，通神之穴也。

偏正头风

头风偏正最难医，丝竹金针亦可施。
更要沿皮透率谷，一针两穴世间稀。

丝竹：在眉后入发际陷中，沿皮向后透。

率谷：在耳尖上一寸。针三分，灸七壮。开口刺，痛则泻，眩晕则补。

头风痰饮

（宜泻风池穴）

偏正头风有两般，风池穴内泻因痰。

若还此病非痰饮，合谷之中仔细看。

风池：在耳后颞骨筋下入发际，横针一寸半入风府。先补后泻，可灸七壮、二七壮。

合谷：一名虎口。在手大指次指歧骨缝中，脉应手。直刺入一寸半，看虚实补泻。

头项强痛

项强兼头四顾难，牙疼并作不能宽。

先向承浆明补泻，后针风府实时安。

承浆：在唇下宛宛中。直针三分，可灸七壮，泻之。

风府：在项后入发际一寸，两筋间，言语则起，不言语则陷下处是穴。针三分，不可深，深则令人哑噤。

牙　疼

（附：呕吐）

牙疼阵阵痛相煎，针灸还须觅二间。

翻呕不禁兼吐食，中魁奇穴试看看。

二间：在手大指次指骨缝中。针一分，沿皮向后三分。灸七壮，看虚实补泻。

中魁：在中指第二节尖。灸二七壮，泻之。禁针。

乳　蛾

乳蛾之症更希奇，急用金针病可医。

若使迟延难整治，少商出血始相宜。

少商：在大指甲边内侧端，去爪甲如韭叶。针入一分，沿皮向后三分，泻之，三棱针出。

鼻　渊

鼻流清涕名鼻渊，先泻后补疾可痊。

若更头风并眼痛，上星一穴刺无偏。

上星：在发际一寸半，取穴以手掌后横纹按鼻尖，中指头尽处是穴。直针三分，灸七壮。鼻渊则补，不闻香臭则泻。

不闻香臭

不闻香臭从何治，须向迎香穴内攻。

先补后泻分明记，金针未出气先通。

迎香：在鼻孔旁五分缝中，直针一分，沿皮向后上三分，泻多补少。禁灸。

眉目间痛

眉目疼痛不能当，攒竹沿皮刺不妨。

若是目疼亦同治，刺入头维疾自康。

攒竹：在眉尖陷中。针二分，沿皮向鱼腰，泻多补少。禁灸。

头维：在额角发际，沿皮向下透至悬厘，是穴在额角。疼痛泻，眩晕补。灸二七壮愈。

心 痛

九般心痛及脾痛，上脘穴中宜用针。
脾败还将中脘泻，两针成败免灾侵。

上脘：在脐上五寸。直刺三寸半，看虚实补泻。

中脘：在脐上四寸。法用草从鸠尾下至脐，折中是穴。直刺二寸五分，灸五十壮止。

三 焦

三焦邪气壅上焦，舌干口苦不和调。
针刺关冲出毒血，口生津液气俱消。

关冲：在手小指次指（小指次指者，无名指也）

内侧端，如韭叶大。针一分，沿皮向后三分，泻，禁灸。

上焦热

（附：心虚胆寒）

少冲穴在手少阴，其穴功多必可针。

心虚胆寒还补泻，上焦热涌手中寻。

少冲：在手小指内侧端，去爪甲如韭叶大。直刺一分，沿皮向后三分，看虚实补泻。禁通里：在腕后起骨上一寸。直针一分，宜泻不宜补，愈补愈发，禁灸。

痴　呆

痴呆一症少精神，不识尊卑最苦人。

神门独治痴呆病，转手骨开得穴真。

神门:在手掌后,高骨陷中。针入三分,灸七壮。应后溪穴。

赤目

眼睛红肿痛难熬，怕日羞明心自焦。

但刺睛明鱼尾穴，太阳出血病全消。

睛明:在目内泪孔中。针入一分半，略针向鼻，泻。禁灸。

鱼尾:即瞳子髎，在目上眉外尖。针一分，沿皮向内透鱼腰，泻。禁灸。

目病隐涩

忽然眼痛血贯睛，隐涩羞明最可憎。

若是太阳出毒血，不须针刺自和平。

太阳:在额紫脉上，出血，三棱针刺之。

目　热

心血炎上两眼红，好将芦叶搐鼻中。

若还血出真为美，目内清凉显妙功。

内迎香：在鼻孔内，用芦叶或箬叶作卷，搐之，血出为好。应合谷穴。

目　烂

风眩烂眼可怜人，泪出汪汪实苦辛。

大小骨空真妙穴，灸之七壮病除根。

大骨空：在手大拇指第二节尖上。灸七壮。

小骨空：在手小指第二节尖上。灸七壮，禁针。

目　昏

肝家血少目昏花，肝俞之中补更佳。

三里泻来肝血益，双瞳朗朗净无瑕。

肝俞：在背九椎两旁各一寸半。灸七壮，针入二分。

三里：在膝下三寸，贴骨外廉。针三分，泻之。

耳聋

（附：红肿生疮）

耳聋气闭不闻音，痛痒蝉吟总莫禁。

红肿生疮须用泻，只从听会用金针。

听会：在耳珠前陷中，口开方可下针。横下针刺半寸，灸二七壮。应合谷、足三里。

聋痨

（二症）

若人患耳即成聋，下手先须觅翳风。

项上倘然生痨子，金针泻动号良工。

翳风：在耳后陷中，开口得穴。针入半寸，泻之，灸七壮。

喑

哑门一穴两筋间，专治失音言语难。
此穴莫深惟是浅，刺深反使病难安。

哑门：在项后入发际五分，直针三分，莫深，深则令人哑。泻之，不补，灸七壮。

痰嗽喘急

咳嗽喘急及寒痰，须从列缺用针看。
太渊亦泻肺家疾，此穴仍宜灸更安。

列缺：在大指直上，叉手中指尽处是穴。针入三分，横针向臂，泻之。

太渊：在掌后陷中三分。泻之。

咳嗽腰痛

（附：黄疸）

忽然咳嗽腰膂痛，身柱由来穴更真。

至阳亦医黄胆病，先泻后补妙通神。

身柱：在背第三椎骨节。针三分，灸七壮，泻之。

至阳：在背第七椎骨节尖。针三分，灸七壮，看虚实补泻。

伤　风

伤风不解咳频频，久不医之劳病终。

咳嗽须针肺俞穴，痰多必用刺丰隆。

肺俞：在第三椎下，两旁各一寸半宛宛中。灸三壮。

丰隆：在足腕解溪上八寸。直针二分半，看虚实补泻，灸二七壮。

咳嗽鼻流清涕

腠理不密咳嗽频，鼻流清涕气昏沉。
喷嚏须针风门穴，咳嗽还当艾火深。

风门：在第二椎下，两旁各一寸半陷中。

喘

哮喘一症最难当，夜间无睡气惶惶。
天突寻得真穴在，膻中一灸便安康。

天突：在结喉陷中。针可斜下半寸，灸七壮，泻之。

膻中：在两乳中间。可泻，灸七壮，禁针。

气　喘

气喘吁吁不得眠，何当日夜苦相煎。
若取璇玑真个妙，更针气海保安然。

璇玑：在天突下一寸。直针入三分，泻之，灸七壮。

气海：在脐下一寸五分宛宛中。刺入三分，灸七壮，看病补泻。

哮喘痰嗽

哮喘咳嗽痰饮多，才下金针疾便和。

俞府乳根一般刺，气喘风痰渐渐磨。

俞府：在巨骨下，璇玑旁二寸陷中。针三分，灸三壮，看虚实补泻。

乳根：在乳下一寸六分陷中，仰而取之。针一分。灸五壮至七壮，看病补泻。

口　气

口气由来最可憎，只因用意苦劳神。

大陵穴共人中泻，心脏清凉口气清。

大陵：在掌后横纹中。针三分，泻之。

人中：在鼻下三分陷中。针三分，直针向上。

气满

（附：心闷、手生疮）

小腹胀满气攻心，内庭二穴刺须真。

两足有水临泣泻，无水之时不用针。

劳宫穴在掌中心，满手生疮不可禁。

心闷之疾大陵泻，气攻胸腹一般针。

内庭：在足两趾歧骨间。直刺三分，可泻补，灸二七壮。

临泣：在侠溪上三趾四趾间。针三分，禁灸。可以出一身之水，泻用香油抹孔穴。

劳宫：在掌心，屈无名指，尽处是穴。针三分，灸七壮。大陵见前。

肩肿痛

肩端红肿痛难当，寒湿相搏气血狂。

肩髎穴中针一遍，顿然神效保安康。

肩髎：在肩端上，举手陷中。针二寸半。若手臂红肿疼痛，泻之；寒湿麻木，补之。

肘挛筋痛

（二首）

两手拘挛筋骨痛，举动艰难疾可增。

若是曲池针泻动，更医尺泽便堪行。

曲池：在肘后外辅。

尺泽：在肘中大筋外陷中。用手如弓，方可下针。先补后泻，针半寸，禁灸。

筋急不和难举动，穴法从来尺泽真。

若遇头面诸般疾，一针合谷妙通神。

尺泽、合谷：见前文。

臂　痛

两胛疼痛气攻胸，肩井二穴最有功。

此穴由来真气聚，泻多补少应针中。

肩井：在肩端上，缺盆尽处。直针寸半停针。此穴五脏真气聚，不宜补，不宜久停针。气虚人多晕乱，急泻之三里。

肩背痛

肩臂风连背亦痛，用针胛缝妙通灵。

五枢本治腰疼病，入穴分明疾顿轻。

五枢：在臂部肩端骨下直缝尖。针入二寸半，灸二七壮，看虚实补泻。

虚

虚羸有穴是膏肓，此法从来要度量。

禁穴不针宜灼艾，灸之千壮亦无妨。

膏肓：在背骨四椎下，微约五椎上，微少四肋之间是穴，各三寸。用竹杖、两手撑开，陷。

虚弱夜起

老人虚弱小便多，夜起频频更若何。

针助命门真妙穴，艾加肾俞疾能和。

命门：在背骨十四椎下，与脐平。灸二七壮，禁针，针则愈甚，宜补不宜泻。

肾俞：在命门两旁各一寸半。

胆寒心惊鬼交白浊

胆寒先是怕心惊，白浊遗精苦莫禁。

夜梦鬼交心俞泻，白环俞穴一般针。

心俞：在背五椎两旁一寸半，沿皮向外一寸半。灸七壮，不可多，先补后泻，亦不宜多。

白环俞：在二十一椎两旁一寸半。直针一寸半，灸五十壮。夜梦鬼交，妇人白浊，宜补。

劳　证

传尸劳病最难医，涌泉穴内莫忧疑。

痰多须向丰隆泻，喘气丹田亦可施。

涌泉：在脚底心，转足三缝中，又以二指至足跟尽处折中是穴。直针三分。伤寒劳瘵，有血可疗，无则危。先补后泻。

丹田：在脐下三寸。针八分，补多泻少，可灸百壮。

丰隆：在足腕解溪上八寸。直针二分半，看虚实补泻，灸二七壮。

盗　汗

满身发热病为虚，盗汗淋漓却损躯。

穴在百劳椎骨上，金针下着疾根除。

百劳：在背第一椎骨穴上。针三分，灸二七壮，泻之。应肺俞穴。

腰脊强痛

脊膂强痛泻人中，挫闪腰疼亦可针。

委中亦是腰疼穴，任君取用两相通。

人中：即水沟穴，在鼻下三分衔水突起处是穴。针三分，向上些，少泻无补，法灸七壮。

委中：在膝后腘纹动脉中。针一寸，见血即愈。

手腕疼

腕中无力或麻，举指酸疼握物难。

若针腕骨真奇妙，此穴尤宜仔细看。

腕骨：在手腕起骨前陷中，翻手得穴。针入三分，灸二七壮，泻之。手麻木则补，可灸。

臂腕痛

手臂相连手腕疼，液门穴内下针明。

更有一穴名中渚，泻多勿补疾如轻。

液门：在手小指次指本节后。针入一分，沿皮向后透入阳池，泻之。

中渚：在小指次指歧骨间，本节后。针入一分，沿皮向后透腕骨，泻之。

虚　烦

连月虚烦面赤妆，心中惊恐亦难当。

通里心原真妙穴，神针一刺便安康。

通里：在腕后侧，起骨后一寸。直针半寸，泻之，禁灸。

腹中气块

腹中气块最为难，须把金针刺内关。
八法阴维为妙穴，肚中诸疾可平安。

内关：在手掌后横纹二寸，两筋间。直刺，透外关，先补后泻。名阴维穴，禁灸。

腹 痛

腹中疼痛最难当，宜刺大陵并外关。
若是腹痛兼闭结，支沟奇穴保平安。

外关：在腕后骨上二寸。直针透内关，先补后泻，灸七壮。大陵见前。

支沟：在腕后三寸，对间使。针三分，透间使，灸七壮。间使见后疟疾下。

吹乳

妇人催乳痛难熬，吐得风痰疾可调。

少泽穴中明补泻，金针下了肿全消。

少泽：在手小指端外侧，去爪甲如韭叶大。刺一分。

白带

妇人白带亦难治，须用金针取次施。

下元虚惫补中极，灼艾尤加仔细推。

中极：在脐下四寸。直针二寸半，灸五十壮。妇人无子，宜刺灸，则有子，先泻后补。血气攻心，先补后泻。

脾疾反胃

脾家之疾有多般，反胃多因吐食餐。
黄胆亦须腕骨灸，金针中脘必痊安。

腕骨：在手腕侧，起骨前陷中。针二分，看虚实补泻，灸三七壮。

中脘：在脐上四寸。针二寸五分，灸五十壮，补多泻少。

腿　风

环跳为能治腿风，居髎二穴亦相同。
更有委中出毒血，任君行步显奇功。

环跳：在髀枢研骨下一指，侧卧，伸下足，屈上足方可。针三寸半，补少泻少，可灸。

居髎：在环跳上一寸，取法如前。

膝腿无力

膝疼无力腿如瘫，穴法由来风市间。
更兼阴市奇妙穴，纵步能行任往还。

风市：在膝外廉上七寸，垂手中指尽处是穴。针入半寸，多补少泻，灸七壮。

阴市：在膝上正七寸，垂手中指点穴。针入半寸，先补后泻，灸二七壮。

腿　痛

髋骨能医两腿痛，膝头红肿一般同。
膝关膝眼皆须刺，针灸堪称劫病功。

髋骨：在膝盖上一寸，梁丘穴两旁各五分。直针半寸，灸二七壮，随病补泻。

膝关：在膝盖骨下，犊鼻穴旁。横针透膝眼，灸二七壮，随病补泻。

膝眼：在膝下是穴，针三分，禁灸。

膝风

红肿名为鹤膝风，阳陵二穴便宜攻。

阴陵亦是神通穴，针到方知有俊功。

阳陵泉：在膝外辅骨下一指陷中。横针透阴陵泉，针入二寸，看病补泻。

阴陵泉：在膝内辅骨下空陷中。横针透阳陵泉。又法，取屈膝之横纹尖头是穴。

脚气

寒湿脚气痛难熬，先针三里及阴交。

更兼一穴为奇妙，绝骨才针肿便消。

三里：在膝下三寸，贴骨外廉。针三分，泻之。

三阴交：在内踝上三寸，取中骨陷中。又云，在内踝上八寸。脚气，三寸，泻；妇人鬼胎，八寸，针三分。

绝骨：即悬钟，在足外踝上三寸。横针二分半，灸二七壮。

脚 肿

脚跟红肿草鞋风，宜向昆仑穴上攻。

再取太溪共申脉，此针三穴病相同。

昆仑：在足外踝后陷中。横针透吕细穴，灸二七壮，泻多补少。

太溪：在内踝后，跟骨上动脉陷中。

申脉：在足外踝骨节下，赤白肉际横纹。刺半寸，泻多补少，禁灸。

脚背痛

丘墟亦治脚跗疼，更刺行间疾便轻。

再取解溪商丘穴，中间补泻要分明。

丘墟：在足外踝前三分。麻木补之，如脚背红肿，出血甚妙。

行间：在足大趾次趾虎口两歧骨间。针半寸，灸二七壮，疼痛泻之，痒麻补之。

解溪：在足腕上大筋外宛宛中。针半寸，灸七壮，如头重、头风，先补后泻，此即草鞋带穴也。

商丘：在足内踝下，微前三寸。斜针三分，后透昆仑。

脚 疾

脚步难移疾转加，太冲一穴保无它。

中封三里皆奇妙，两穴针而并不差。

太冲：在行间上二寸。直针半寸，禁灸。

三里：在膝下三寸，贴骨外廉。针三分，泻之。

中封：在足腕上，筋内宛宛中。针半寸，灸二七壮。

疟　疾

疟疾脾寒最可怜，有寒有热两相煎。
须将间使金针泻，泻热补寒方可痊。

间使：在掌后横纹直上三寸，两筋间。直透支沟，灸二七壮，热多泻，寒多则补。

时疫疟疾

时疫疟疾最难禁，穴法由来用得明。
后溪一穴如寻得，艾火多加疾便轻。

后溪：在手小指本节后，握拳横纹尖。针半寸，灸七壮，同间使补泻法。

瘰疬

瘰疬由来隐疹同，疗之还要择医工。

肘间有穴名天井，一用金针便有功。

天井：在肘尖骨上陷中。取法用手叉腰方可下针，内少海穴，外小海穴。针三分，泻之。

痔

九般痔疾最伤人，穴在承山妙如神。

纵饶大痛呻吟者，一刺长强绝病根。

承山：在仆参上八寸，腿肚下分肉间。

长强：在二十一椎下，尾闾大骨当中是穴。针一寸，大痛方是穴。灸二七壮，泻之。

大便闭塞

大便闭塞不能通，照海分明在足中。

更把支沟来泻动，方知医士有神功。

照海：足内踝下白肉际。针四分，泻之。

支沟：在腕后三寸，对间使。针三分，透间使，灸七壮。间使见前疟疾下。

身　痛

浑身疼痛疾非常，不定穴中宜细详。

有筋有骨须浅刺，灼艾临时要度量。

不定穴：又名天应穴，但疼痛便针，针则卧，针出血无妨，可少灸。

惊　痫

五痫之症不寻常，鸠尾之中仔细详。

若非明师真老手，临时尤恐致深伤。

鸠尾：在胸前鸠尾骨下五分。针二寸半，不宜多灸，灸多令人健忘，灸一七壮。非老师高手不可下针，至嘱至嘱。

水肿

病称水肿实难调，腹胀膨满不可消。

先灸水分通水道，后针三里及阴交。

水分：在脐上五分。灸五十壮。单腹胀宜泻，气满腹疼先补后泻。

三里：在膝下三寸，贴骨外廉。针三分，泻之。

三阴交：见前。与绝骨相对，灸一七壮，治法同水分。

疝气

（三首）

由来七疝病多端，偏坠相兼不等闲。

不问竖痃并木肾，大敦一泻实时安。

大敦：在足大趾端，去爪甲如韭叶大及三毛中。针三分，沿皮向后三分，有泻有补。此穴亦治足寒湿脚气。

竖痃疝气发来频，气上攻心大损人。
先向阁门施泻法，大敦复刺可通神。

阁门：在玉茎毛际两旁各三寸。针一寸半，泻之，灸五十壮。

冲心肾疝最难为，须用神针病自治。
若得关元并带脉，功成处处显良医。

关元：在脐下三寸。针二寸，灸随年壮。即丹田也。补，不泻。

痔漏

痔漏之疾亦可针，里急后重最难禁。

或痒或痛或下血，二白穴从掌后寻。

二白：在掌后横纹上四寸，两穴对并，一穴在筋中间，一穴在大筋外。有一法用草从项后转至结喉骨尖，骨尽折了，将草折于两，中对大指虎口缝，双圈转，两头点掌后臂上，草尽处是穴。灸二七壮，泻之，禁灸。

泻泄

脾泄为灾若有余，天枢妙穴刺无虞。

若兼五脏脾虚证，艾火多烧疾自除。

天枢：在脐两旁各二寸。针一寸，灸五十壮，宜补。应脾俞穴。

伤　寒

伤寒无汗泻复溜，汗出多时合谷收。

六脉若兼沉细证，下针才补病痊瘳。

复溜：在足内踝上二寸。针一分，沿皮向骨下一寸半，灸二七壮。神效。

合谷：在手虎口陷中。寒补，热泻。

伤寒过经

过经未解病沉沉，须向期门穴上针。

忽然气喘攻心胁，三里泻之须用心。

期门：在乳下四寸第三肋端。针一分，沿皮向外一寸五分。先补后泻，灸二七壮。

脚细筋疼

脚细拳挛痛怎行，金针有法治悬钟。

风寒麻痹连筋痛，一刺能令病绝踪。

悬钟：在足外踝三寸。针三分。

牙　痛

风牙虫蛀夜无眠，吕细寻之痛可蠲。

先用泻针然后补，方知法是至人传。

吕细：在足内踝骨肉下陷中。针三分，大泻尽方补，痛定出针，灸二七壮。

心腹满痛

（附：半身麻痹、手足不仁）

中都原穴是肝阴，专治身麻痹在心。

手足不仁心腹满，小肠疼痛便须针。

中都：在足内踝上七寸。针一寸半，沿皮向上一寸，灸七壮。

头胸痛

（呕吐、眩晕）

金门申脉治头胸，重痛虚寒候不同。

呕吐更兼眩晕苦，停针呼吸在其中。

金门：在足外踝跗骨下陷中。针三分，透申脉，泻实补虚，灸二七壮。

申脉：在足外踝骨下赤白肉际横纹。刺入半寸，泻多，补少，禁灸。

小肠疝气连腹痛

水泉穴乃肾之原，脐腹连阴痛可蠲。

更刺大敦方是法，下针速泻即安然。

水泉：在足内踝跗骨横量一寸，直下一寸。针五分，泻之，灸七壮。

脾胃虚弱

咽酸口苦脾虚弱，饮食停寒夜不消。

更把公孙脾俞刺，自然脾胃得和调。

公孙：在足内侧本节后一寸陷中。蜷两脚底相对。针一寸三分。

脾俞：在背脊十一椎两旁一寸半。针三分，灸三壮。

臂细筋寒骨痛

臂细无力转动难，筋寒骨痛夜无眠。

曲泽一针根据补泻，更将通里保平安。

曲泽：在肘横纹筋里，与尺泽穴对，筋外尺泽穴，筋内曲泽穴，陷中。针三分，痛，泻，禁灸。

胜玉歌（杨氏）

本歌选自明代著名针灸学家杨继洲编著的《针灸大成》。杨氏行医的时候，《扁鹊神应针灸玉龙经》已流行，但《玉龙歌》的原文较长，不易记诵。杨继洲将自己家传的经验编撰成歌，常见诸症的选穴治疗及手法补泻等均有阐述。杨氏认为此歌有超过《玉龙歌》之处，故取名《胜玉歌》。

胜玉歌兮不虚言，此是杨家真秘传。
或针或灸依法语，补泻迎随随手捻。
头痛眩晕百会好，心疼脾痛上脘先。
后溪鸠尾及神门，治疗五痫立便痊。

[注] 鸠尾穴禁灸，针三分，家传灸七壮。

髀疼要针肩井穴，耳闭听会莫迟延。

[注] 针一寸半，不宜停。经言禁灸，家传灸七壮。

胃冷下脘却为良，眼痛须觅清冷渊。
霍乱心疼吐痰涎，巨阙着艾便安然。
脾疼背痛中渚泻，头风眼痛上星专。
头项强急承浆保，牙腮疼紧大迎全。
行间可治膝肿病，尺泽能医筋拘挛。
若人行步苦艰难，中封太冲针便痊。
脚背痛时商丘刺，瘰疬少海天井边。
筋疼闭结支沟穴，颔肿喉闭少商前。
脾心痛急寻公孙，委中驱疗脚风缠。
泻却人中及颊车，治疗中风口吐沫。
五疟寒多热更多，间使大杼真妙穴。
经年或变劳怯者，痞满脐旁章门决。
噎气吞酸食不投，膻中七壮除膈热。
目内红痛苦皱眉，丝竹攒竹亦堪医。

若是痰涎并咳嗽，治却须当灸肺俞。
更有天突与筋缩，小儿吼闭自然疏。
两手酸疼难执物，曲池合谷共肩髃。
臂疼背痛针三里，头风头痛灸风池。
肠鸣大便时泄泻，脐旁两寸灸天枢。
诸般气症从何治，气海针之灸亦宜。
小肠气痛归来治，腰痛中空穴最奇。

[注] 中空穴，从肾俞穴量下三寸，各开三寸是穴，灸十四壮，向外针一寸半，此即膀胱经之中髎也。

腿股转酸难移步，妙穴说与后人知。
环跳、风市及阴市，泻却金针病自除。

[注] 阴市虽云禁灸，家传亦灸七壮。

热疮臁内年年发，血海寻来可治之。
两膝无端肿如斗，膝眼三里艾当施。
两股转筋承山刺，脚气复溜不须疑。
踝跟骨痛灸昆仑，更有绝骨共丘墟。
灸罢大敦除疝气，阴交针入下胎衣。
遗精白浊心俞治，心热口臭大陵驱。
腹胀水分多得力，黄疸至阳便能离。
肝血盛兮肝俞泻，痔疾肠风长强欺。
肾败腰疼小便频，督脉两旁肾俞除。
六十六穴施应验，故成歌诀显针奇。

杂病十一穴歌（聚英）

本歌引自《针灸聚英》，其对头痛、牙痛、耳聋、肩臂痛和咽以下至脐的各种杂证的取穴规律、针刺深浅和补泻所宜做了阐述。本歌作者姓氏不详。

攒竹丝空主头疼，偏正皆宜向此针。
更去大都除泻动，风池针刺三分深。
曲池合谷先针泻，永与除疴病不侵。
依此下针无不应，管教随手便安宁。
头风头痛与牙疼，合谷三间两穴寻。
更向大都针眼痛，太渊穴内用针行。
牙疼三分针吕细，齿痛依前指上明。
更推大都左之右，交互相迎仔细穷。
听会兼之与听宫，七分针泻耳中聋。
耳门又泻三分许，更加七壮灸听宫。
大肠经内将针泻，曲池合谷七分中。
医者若能明此理，针下亡时便见功。
肩背并和肩髃痛，曲池合谷七分深。
未愈尺泽加一寸，更于三间次第行。
各入七分于穴内，少风二府刺心经。
穴内浅深依法用，当时蠲疾两之轻。

咽喉以下至于脐，胃脘之中百病危。

心气痛时胸结硬，伤寒呕哕闷涎随。

列缺下针三分许，三分针泻到风池。

二指三间并三里，中冲还刺五分依。

汗出难来到腕骨，五分针泻要君知。

鱼际经渠并通里，一分针泻汗淋漓。

二指三间及三里，大指各刺五分宜。

汗至如若通遍体，有人明此是良医。

四肢无力中邪风，眼涩难开百病攻。

精神昏倦多不语，风池合谷用针通。

两手三间随后泻，三里兼之与太冲。

各入五分于穴内，迎随得法有奇功。

风池手足指诸间，右痪偏风左曰瘫。

各刺五分随后泻，更灸七壮便身安。

三里阴交行气泻，一寸三分量病看。

每穴又加三七壮，自然瘫痪实时安。

肘痛将针刺曲池，经渠合谷共相宜。

五分针刺于二穴，疟病缠身便得离。
未愈更加三间刺，五分深刺莫忧疑。
又兼气痛憎寒热，间使行针莫用迟。
腿胯腰疼痞气攻，髋骨穴内七分穷。
更针风市兼三里，一寸三分补泻同。
又去阴交泻一寸，行间仍刺五分中。
刚柔进退随呼吸，去疾除病拈指功。
肘膝疼时刺曲池，进针一寸是相宜。
左病针右右针左，依此三分泻气奇。
膝痛二寸针犊鼻，三里阴交要七次。
但能仔细寻其理，劫病之功在片时。

长桑君天星秘诀歌

此歌出于明代朱权编撰的《乾坤生意》一书，根据证之标本缓急而定出取穴的主次先后，所列各证都配以穴位主治，经后人长期实践证明，确有疗效。“长桑君”见于《史记扁鹊仓公列传》，传为扁鹊之师。“长桑君”绝不是作者，当是一种伪托。

天星秘诀少人知，此法专分前后施。
若是胃中停宿食，后寻三里起璇玑。
脾病血气先合谷，后刺三阴交莫迟。
如中鬼邪先间使，手臂挛痹取肩髃。
脚若转筋并眼花，先针承山次内踝。
脚气酸疼肩井先，次寻三里阳陵泉。
如是小肠连脐痛，先刺阴陵后涌泉。
耳鸣腰痛先五会，次针耳门三里内。
小肠气痛先长强，后刺大敦不要忙。
足缓难行先绝骨，次寻条口及冲阳。
牙疼头痛兼喉痹，先刺二间后三里。
胸膈痞满先阴交，针到承山饮食喜。
肚腹浮肿胀膨膨，先针水分泻建里。

伤寒过经不出汗，期门通里先后看。
寒疟面肿及肠鸣，先取合谷后内庭。
冷风湿痹针何处？先取环跳次阳陵。
指痛挛急少商好，依法施之无不灵。
此是桑君真口诀，时医莫作等闲轻。

肘后歌（聚英）

头面之疾针至阴，腿脚有疾风府寻。
心胸有病少府泻，脐腹有病曲泉针。
肩背诸疾中渚下，腰膝强痛交信凭。
胁肋腿痛后溪妙，股膝肿起泻太冲。
阴核发来如升大，百会妙穴真可骇。
顶心头痛眼不开，涌泉下针定安泰。
鹤膝肿劳难移步，尺泽能舒筋骨疼。
更有一穴曲池妙，根寻源流可调停。
其患若要便安愈，加以风府可用针。

更有手臂拘挛急，尺泽刺深去不仁。
腰背若患挛急风，曲池一寸五分攻。
五痔原因热血作，承山须下病无踪。
哮喘发来寝不得，丰隆刺入三分深。
狂言盗汗如见鬼，惺惺间使便下针。
骨寒髓冷火来烧，灵道妙穴分明记。
疟疾寒热真可畏，须知虚实可用意。
间使宜透支沟中，大椎七壮合圣治。
连日频频发不休，金门刺深七分是。
疟疾三日得一发，先寒后热无他语。
寒多热少取复溜，热多寒少用间使。
或患伤寒热未收，牙关风壅药难投。
项强反张目直视，金针用意列缺求。
伤寒四肢厥逆冷，脉气无时仔细寻。
神奇妙穴真有二，复溜半寸顺骨行。
四肢回还脉气浮，须晓阴阳倒换求。
寒则须补绝骨是，热则绝骨泻无忧。

脉若浮洪当泻解，沉细之时补便瘳。
百合伤寒最难医，妙法神针用意推。
口噤眼合药不下，合谷一针效甚奇。
狐惑伤寒满口疮，须下黄连犀角汤。
虫在脏腑食肌肉，须要神针刺地仓。
伤寒腹痛虫寻食，吐蛔乌梅可难攻。
十日九日必定死，中脘回还胃气通。
伤寒痞气结胸中，两目昏黄汗不通。
涌泉妙穴三分许，速使周身汗自通。
伤寒痞结胁积痛，宜用期门见深功。
当汗不汗合谷泻，自汗发黄复溜凭。
飞虎一穴通痞气，祛风引气使安宁。
刚柔二痓最乖张，口禁眼合面红妆。
热血流入心肺腑，须要金针刺少商。
中满如何去得根，阴包如刺效如神。
不论老幼依法用，须教患者便抬身。
打扑伤损破伤风，先于痛处下针攻。

后向承山立作效，甄权留下意无穷。
腰腿疼痛十年春，应针不了便惺惺。
大都引气探根本，服药寻方枉费金。
脚膝经年痛不休，内外踝边用意求。
穴号昆仑并吕细，应时消散实时瘳。
风痹痿厥如何治？大杼曲泉真是妙。
两足两胁满难伸，飞虎神针七分到。
腰软如何去得根，神妙委中立见效。

回阳九针歌

哑门劳宫三阴交，涌泉太溪中脘接。
环跳三里合谷并，此是回阳九针穴。

孙真人针十三鬼穴歌

本歌所载 13 个穴位，是唐代著名医学家孙思邈（孙真人）总结出来的治疗神志疾患的经验穴，称“十三鬼穴”。这些穴位在治疗神志病方面确有奇效。

百邪颠狂所为病，针有十三穴须认，
凡针之体先鬼宫，次针鬼信无不应。
一一从头逐一求，男从左起女从右。
一针人中鬼宫停，左边下针右出针；
第二手大指甲下，名鬼信刺三分深；
三针足大趾甲下，名曰鬼垒入二分；
四针掌上大陵穴，入针五分为鬼心；
五针申脉为鬼路，火针三分七锃锃；
第六却寻大椎上，入发一寸名鬼枕；
七刺耳垂下八分，名曰鬼床针要温；
八针承浆名鬼市，从左出右君须记；
九针劳宫为鬼窟；十针上星名鬼堂；
十一阴下缝三壮，女玉门头为鬼藏；
十二曲池名鬼腿，火针仍要七锃锃；

十三舌头当舌中，此穴须名是鬼封。
手足两边相对刺，若逢孤穴只单通。
此是先师真妙诀，狂猖恶鬼走无踪。

四总穴歌

肚腹三里留，腰背委中求，
头项寻列缺，面口合谷收。

禁针穴歌

禁针穴道要先明，脑户囟会及神庭，
络却玉枕角孙穴，颅息承泣随承灵，
神道灵台膻中忌，水分神阙并会阴，
横骨气冲手五里，箕门承筋并青灵，
更加臂上三阳络，二十二穴不可针，
孕妇不宜针合谷，三阴交内亦同伦，
石门针灸应须忌，女子终身无妊娠，

外有云门并鸠尾，缺盆客主人莫深，
肩井针时令闷倒，三里急补命还平。

禁灸穴歌

哑门风府天柱擎，承光临泣头维平，
丝竹攒竹睛明穴，素髎禾髎迎香程。
颧髎下关人迎去，天牖天府到周荣，
渊液乳中鸠尾下，腹哀臂后寻肩贞。
阳池中冲少商穴，鱼际经渠一顺行，
地五阳关脊中主，隐白漏谷通阴陵。
条口犊鼻上阴市，伏兔髀关申脉迎，
委中殷门承扶上，白环心俞同一经。
灸而勿针针勿灸，针经为此尝叮咛，
庸医针灸一齐用，徒施患者炮烙刑。

标幽赋

本赋是针灸名家窦汉卿撰写的一则针灸名篇，见于窦氏所著的《针经指南》之卷首。此篇将针灸学理论与实践中较为幽微、深奥、难以理解之处，用歌赋的形式呈现，便于医者背诵记忆，故名“标幽赋”。其后，《普济方》《针灸大全》《杨敬斋针灸全书》《针灸聚英》《类经图翼》及《针灸大成》均有转载。

其内容包括经络、脏腑、气血、气候、取穴、针法、论治、子午流注等。凡是有关针灸学术中的重要问题，均一一论及，并结合了作者丰富的临床经验和心得，对学习针灸学有充分的指导性。

窦汉卿，金元时著名的针灸学家，初名为杰，后改名默，字子声，生于1196年，卒于1280年，广平肥乡（今河北肥乡）人。曾向名医李浩学习铜人针法，学成后返回原籍，从事医疗和教授医学等。以针术闻名于时，被元世祖忽必烈召聘任昭文馆大学士、太师等职。一生撰有《针经指南》《流注指要赋》（又名《通玄指要赋》）和《六十六穴流注秘诀》等针灸专书，对针灸学有一定的贡献。

拯救之法，妙用者针，察岁时于天道，定形气❶于予心。春夏瘦而刺浅，秋冬肥而刺深。不穷经络阴阳中，多逢刺禁；既论脏腑虚实，须向经寻。

原夫起自中焦，水初下漏❷。太阴为始，至厥阴而方终；穴出云门，抵期门而最后。正经十二，别络走三百余支；正侧仰伏❸，气血有

---

❶ 定形气：辨明病人的形体和气血情况。
❷ 水初下漏：气血开始运行、流注。
❸ 仰伏：上下。

六百余候[1]。手足三阳，手走头而头走足；手足三阴，足走腹而胸走手。要识迎随[2]，须明逆须。

况夫阴阳气血，多少为最。厥阴、太阳，少气多血。太阴、少阴，少血多气；而又气多血少者，少阳之分；气盛血多者，阳明之位。先详多少之宜，次察应至之气。轻滑慢而未来，沉涩紧而已至。既至也，量[3]寒热而留疾；未至也，据虚实而候气。气之至也，如鱼吞钩饵之沉浮；气未至也，如闲处幽堂之深邃。气速至而速效，气迟至而不治。

观夫九针之法，毫针最微，七星上应[4]，众穴主持。本形金也，有蠲[5]邪扶正之道；短

---

[1] 候：孔穴。
[2] 迎随：经脉气血运行的方向。
[3] 量：估量、判断。
[4] 七星上应：指毫针。
[5] 蠲（juān）：祛除。

长水也[1]，有决凝开滞之机。定刺象木[2]，或斜或正；口藏比火[3]，进阳补羸。循机扪而可塞以象土，实应五行而可知。然是三寸六分，包含妙理；虽细桢[4]于毫发，同贯多歧。可平五胜之寒热，能调六腑之虚实。拘挛闭塞，遣八邪而去矣甲；寒热痹痛，开四关而已之。凡刺者，使本神朝而后入；既刺也，使本神定而气随。神不朝而勿刺，神已定而可施。定脚处[5]，取气血为主意[6]；下手处，认水木[7]是根基。天地人三才也，涌泉同璇玑、百会；上中下三部也，大包与天枢、地机。阳跷、阳维并督带，主肩背腰腿在表之病；阴跷、阴维、任、冲脉，

---

❶ 短长水也：针具各有长短，如江河短长宽狭不同。
❷ 定刺象木：针刺角度各有不同，如草木亦有斜正曲直。
❸ 口藏比火：把针含在口中，就像用火温针一样。
❹ 桢：筑墙所用的立木。
❺ 定脚处：下针之时。
❻ 取气血为主意：考虑气血的盛衰。
❼ 水木：水生木，水为母，木为子，指子母补泻手法。

去心腹胁肋在里之疑。二陵、二跷、二交[1]，似续而交五大[2]；两间、两商、两井，相依而别两支。

大抵取穴之法，必有分寸，先审自意，次观肉分，或伸屈而得之，或平直而安定。在阳部筋骨之侧，陷下为真：在阴分郄腘之间，动脉相应。取五穴用一穴而必端[3]，取三经用一经而可正。头部与肩部详分，督脉与任脉易定。明标与本，论刺深刺浅之经；住痛移疼，取相交相贯之迳。岂不闻脏腑病，而求门、海、俞、募之微；经络滞，而求原、别、交、会之道。更穷四根、三结[4]，依标本

---

❶ 二陵、二跷、二交：阳陵泉和阴陵泉，阳跷和阴跷，阳交和阴交。

❷ 五大：五体。

❸ 端：精准。

❹ 四根、三结：是十二经脉根结部位的穴位。经气起之处，叫根；经气结聚之处，叫结。因经气皆根于四肢远端，故称“四根”，皆结于头、胸、腹部，故称“三结”。

而刺无不痊；但用八法、五门[1]，分主客而针无不效。八脉始终连八会，本是纪纲；十二经络十二原，是为枢要。一日取六十六穴之法，方见幽微，一时取一十二经之原，始知要妙。

原夫补泻之法，非呼吸而在手指；速效之功，要交正而识本经。交经缪刺，左有病而右畔取；泻络远针，头有病而脚上针。巨刺与缪刺各异，微针与妙刺相通。观部分而知经络之虚实，视沉浮而辨脏腑之寒温。

且夫先令针耀，而虑针损；次藏口内，而欲针温。目无外视，手如握虎[2]；心无内慕[3]，如待贵人。左手重而多按，欲令气散；右手轻而徐入，不痛之因。空心恐怯，直立侧而多晕；

[1] 八法、五门：灵龟八法和五输穴。
[2] 手如握虎：形容谨慎专注的样子。
[3] 慕：记挂、思念。

背目沉掐，坐卧平而没昏。推于十干、十变，知孔穴之开阖；论其五行、五脏，察日时之旺衰。伏如横弩，应若发机❶，阴交阳别而定血晕，阴跷、阳维而下胎衣。痹厥偏枯，迎随俾经络接续；漏崩带下，温补使气血依归。静以久留，停针待之。必准者，取照海治喉中之闭塞；端的处，用大钟治心内之呆痴。大抵疼痛实泻，痒麻虚补。体重节痛而俞居，心下痞满而井主。心胀咽痛，针太冲而必除；脾冷胃疼，泻公孙而立愈。胸满腹痛刺内关，胁疼肋痛针飞虎❷。筋挛骨痛而补魂门，体热劳嗽而泻魄户。头风头痛，刺申脉与金门；眼痒眼痛，泻光明与地五。泻阴郄止盗汗，治小儿骨蒸；刺偏历利小便，医大人水蛊❸。中风环跳而宜刺，虚损天枢而可取。

---

❶ 发机：拨动弩牙，发射箭矢。

❷ 飞虎：支沟穴。

❸ 水蛊：同水臌。

由是午前卯后，太阴生而疾温；离左酉南[1]，用朔死而速冷。循扪弹怒，留吸母而坚长；爪下伸提，疾呼子[2]而嘘短。动退空歇，迎夺右而泻凉；推内进搓，随济左而补暖。

慎之！大患危疾，色脉不顺而莫针；寒热风阴，饥饱醉劳而切忌。望不补而晦不泻，弦不夺而朔不济，精其心而穷其法，无灸艾而坏其皮；正其理而求其原，免投针而失其位。避灸处而加四肢，四十有九；禁刺处而除六腧，二十有二。抑又闻高皇抱疾未瘥，李氏刺巨阙而后苏；太子暴死为厥，越人针维会而复醒。肩井、曲

---

❶ 离左酉南：即未申两个时辰，十三至十七时。离是八卦之一，属火，位居南方，分配在地支是午，所以离就是指午时。以十二地支午、未、酉的方位来说，午在南方，未申在西南方，酉在西方，自午左转，经未、申二时到酉，也就是未时在午时之左，申时在酉时之南，故将未、申时称为离左酉南。“午前卯后”和“离左酉南”两句，原意为每日午前卯后的时间，比之太阴之逐新生长，宜用温补，每日离左酉南的时间，比之太阴之逐渐消亡，宜用凉泻。

❷ 疾呼子：实则泻其子的手法。

池，甄权[1]刺臂痛而复射；悬钟、环跳，华佗刺躄足[2]而立行。秋夫[3]针腰俞而鬼免沉疴，王纂[4]针交俞而妖精立出。取肝俞与命门，使瞽[5]士视秋毫之末；刺少阳与交别，俾聋夫听夏蚋之声。

嗟夫！去圣逾远，此道渐坠。或不得意而散其学，或愆其能而犯禁忌。愚庸智浅，难契于玄言。至道渊深，得之者有几？偶述斯言，不敢示诸明达者焉，庶几乎童蒙之心启。

通玄指要赋

本篇又名《流注指要赋》，其和《标幽赋》

---

❶ 甄权：唐代名医。隋鲁州刺史患风痹，不能挽弓射箭，甄权针其肩髃，即治愈能射。

❷ 躄（bì）足：跛足。

❸ 秋夫：徐秋夫，南宋医家。传说他夜闻鬼求治腰痛，便刺草人，下针即愈。

❹ 王纂（zuǎn）：宋朝医家，传说一女为狐所惑，王为之下针，狐出体而逃。

❺ 瞽（gǔ）：瞎眼。

同为窦汉卿所写，首刊于《针经指南》一书。明代高武在他的《针灸聚英》中转辑了此赋。杨继洲的《针灸大成》也收录了此赋。本赋将深奥难懂的针灸理论与临床实践融会贯通，指出其中的关键所在，故名曰“通玄指要赋”。

《标幽赋》偏重于针灸理论的阐明，本赋则偏重于临床治疗取穴的论述。内容包括根据经络辨证取穴治疗的规律，对肘膝以下井荥输经合六十六穴及一些具有特殊意义的有效穴的运用，50余种疾病的治验和心得等。本赋反映了窦氏在临床取穴方面的独到之处，有“除疼痛于目前，愈瘵疾于指下”的功效，是一篇对针灸临床确有参考价值的文献。

必欲治病，莫如用针。巧运神机之妙，工开圣理之深。外取砭针，能蠲邪而扶正；中含水火，善回阳而倒阴。

原夫络别支殊，经交错综，或沟池溪谷以歧异，或山海丘陵而隙共。斯流派以难揆[1]，在条纲而有统。理繁而昧[2]，纵补泻以何功？法捷而明，曰迎随而得用。

且如行步难移，太冲最奇。人中除脊膂之强痛，神门去心性之呆痴。风伤项急，始求于风府；头晕目眩，要觅于风池。耳闭须听会而治也，眼痛则合谷以推之。胸结身黄，取涌泉而即可；脑昏目赤，泻攒竹以偏宜。但见两肘之拘挛，仗曲池而平扫；四肢之懈惰，凭照海以消除。牙齿痛，吕细堪治；头项强，承浆可保。太白宣通于气冲，阴陵开通于水道。腹膨而胀，夺内庭以休迟；筋转而痛，泻承山而在早。大抵脚腕痛，昆仑解愈；股膝疼，阴市能医。痫发癫狂兮，凭后溪而疗理；疟生寒

---

❶ 揆（kuí）：揣测。

❷ 理繁而昧：繁乱无头绪。

热兮，仗间使以扶持；期门罢胸满血臌而可已，劳宫退胃翻心痛亦何疑！

稽夫[1]大敦去七疝之偏坠，王公谓此；三里却五劳之羸瘦，华佗言斯。固知腕骨祛黄，然骨泻肾，行间治膝肿目疾，尺泽去肘疼筋紧。目昏不见，二间宜取；鼻窒无闻，迎香可引。肩井除两臂难任；丝竹疗头疼不忍。咳嗽寒痰，列缺堪治；眵瞒[2]冷泪，临泣尤准。髋骨将脚痛以祛残[3]，肾俞把腰疼而泻尽。以见越人治尸厥于维会，随手而苏。文伯[4]泻死胎于阴交，应针而陨。

圣人于是察麻与痛，分实与虚。实则自外而入也，虚则自内而出欤！故济母而裨其

---

❶ 稽夫：考查古医籍。

❷ 眵（chī）瞒（miè）：眼屎凝积。

❸ 祛残：症状消失，痊愈。

❹ 文伯：徐文伯，南北朝时期南齐名医，出身世医。《宋史》记载："昔宋太子善医术，出苑游，逢一怀娠女人。太子诊之曰，是一女子。令徐文伯诊之，文伯曰，一男一女。太子性暴，欲剖腹视之。文伯曰，臣请针之，于是泻足三阴交，补手阳明合谷，果如文伯之言。"

不足，夺子而平其有余。观二十七之经络，一一明辨。据四百四之疾症，件件皆除。故得夭枉都无，跻斯民于寿域；几微已判[1]；彰往古之玄书。

抑又闻心胸病，求掌后之大陵；肩背患，责肘前之三里。冷痹肾败，取足阳明之土[2]，连脐腹痛，泻足少阴之水[3]。脊间心后者，针中渚而立痊；胁下肋边者，刺阳陵而即止。头项痛，拟后溪以安然。腰脚疼，在委中而已矣，夫用针之士，于此理苟能明焉，收祛邪之功，而在乎捻指。

灵光赋

本篇选自《针灸大全》，作者不详。赋以

❶ 几微已判：微妙的理论已经明晰。
❷ 足阳明之土：足阳明胃脉合穴，足三里。
❸ 足少阴之水：足少阴肾脉合穴，阴谷。

“灵光”为名，意在喻本赋犹如珍贵的玉玺，辉景烛耀，灵光彻天，形容掌握了它，就能解除人的疾患。其阐述了阴阳、经脉、四时、五行、补泻及临床证治的经验等。

黄帝岐伯针灸诀，依他经里分明说，
三阴三阳十二经，更有两经分八脉，
灵光典注极幽深，偏正头疼泻列缺，
睛明治眼胬肉攀，耳聋气闭听会间，
两鼻齆[1]衄针禾髎，鼻窒[2]不闻迎香间。
治气上壅足三里，天突宛中治喘痰，
心疼手颤针少海，少泽应除心下寒，
两足拘挛觅阴市，五般腰痛委中安，
髀枢不动泻丘墟，复溜治肿如神医，
犊鼻治疗风邪疼，住喘脚痛昆仑愈，

---

❶ 齆（wèng）：因鼻孔堵塞而发音不清。
❷ 鼻窒（zhì）：鼻塞不通。

后跟痛在仆参求，承山筋转并久痔，
足掌下去寻涌泉，此法千金莫妄传，
此穴多治妇人疾，男蛊[1]女孕两病痊，
百会鸠尾治痢疾，大小肠俞大小便，
气海血海疗五淋，中脘下脘治腹坚，
伤寒过经期门愈，气刺两乳求太渊，
大敦二穴主偏坠，水沟间使治邪癫，
吐血定喘补尺泽，地仓能止两流涎，
劳宫医得身劳倦，水肿水分灸即安，
五指不伸中渚取，颊车可针牙齿愈，
阴跷阳跷两踝边，脚气四穴先寻取，
阴阳陵泉亦主之，阴跷阳跷与三里，
诸穴一般治脚气，在腰玄机宜正取，
膏肓岂止治百病，灸则玄切病须愈，
针灸一穴数病除，学人尤宜加仔细，

---

❶ 男蛊（gǔ）：男子房劳。

悟得明师流注法，头目有病针四肢，

针有补泻明呼吸，穴应五行顺四时，

悟得人身中造化，此歌依旧是筌蹄[1]。

席弘赋

本赋首见于明代徐凤所撰的《针灸大全》一书中，是明代针灸家席弘所写。该赋主要介绍了其针灸治病的经验，故名为《席弘赋》。内容包括各种病症的取穴及补泻手法，提出了五十余症，选用了六十余穴，反映了元明时期针灸治疗的特点，对临床有一定的参考价值。

凡欲行针须审穴，要明补泻迎随诀，

---

[1] 筌（quán）蹄：筌为捕鱼的竹器，蹄是拦兔的器具。《庄子·外物》：筌者所以在鱼，得鱼而忘筌；蹄者所以在兔，得兔而忘蹄。后以“筌蹄”比喻达到目的的手段或工具。

胸背左右不相同，呼吸阴阳男女别，

气刺两乳[1]求太渊，未应之时泻列缺。

列缺头痛及偏正，重泻太渊无不应。

耳聋气痞听会针，迎香穴泻功如神。

谁知天突治喉风，虚喘须寻三里中。

手连肩脊痛难忍，合谷针时要太冲。

曲池两手不如意，合谷下针宜仔细。

心疼手颤少海间，若要除根觅阴市。

但患伤寒两耳聋，金门听会疾如风。

五般肘痛寻尺泽，太渊针后却收功。

手足上下针三里，食癖[2]气块凭此取。

鸠尾能治五般痫，若下涌泉人不死。

胃中有积刺璇玑，三里功多人不知。

阴陵泉治心胸满，针到承山饮食思。

大杼若连长强寻，小肠气痛即行针。

---

❶ 气刺两乳：气病针刺两乳之间的膻中穴。

❷ 食癖：饮食不消的病证。

委中专治腰间痛，脚膝肿时寻至阴。
气滞腰疼不能立，横骨大都宜救急。
气海专能治五淋，更针三里随呼吸。
期门穴主伤寒患，六日过经犹未汗。
但向乳根二肋间[1]，又治妇人生产难。
耳内蝉鸣腰欲折，膝下明存三里穴。
若能补泻五会间，且莫向人容易说。
睛明治眼未效时，合谷光明安可缺。
人中治癫功最高，十三鬼穴不须饶。
水肿水分兼气海，皮内随针气自消。
冷嗽先宜补合谷，却须针泻三阴交。
牙疼腰痛并咽痹，二间阳溪疾怎逃。
更有三间肾俞妙，善除肩背浮风劳。
若针肩井须三里，不刺之时气未调。
最是阳陵泉一穴，膝间疼痛用针烧。

---

[1] 乳根二肋间：期门穴。

委中腰痛脚挛急，取得其经血自调。
脚痛膝肿针三里，悬钟二陵三阴交。
更向太冲须引气，指头麻木自轻飘。
转筋目眩针鱼腹[1]，承山昆仑立便消。
肚疼须是公孙妙，内关相应[2]必然瘳。
冷风冷痹疾难愈，环跳腰俞针与烧。
风府风池寻得到，伤寒百病一时消。
阳明二日寻风府，呕吐还须上脘疗。
妇人心痛心俞穴，男子痃癖三里高。
小便不禁关元好，大便闭涩大敦烧。
腕骨腿疼三里泻，复溜气滞便离腰。
从来风府最难针，却用工夫度浅深。
倘若膀胱气未散，更宜三里穴中寻。
若是七疝小腹痛，照海阴交曲泉针。
又不应时求气海，关元同泻效如神。

---

❶ 鱼腹：小腿腓肠肌肌腹部。
❷ 相应：相配，配穴。

小肠气撮痛连脐，速泻阴交莫在迟。
良久涌泉针取气，此中玄妙少人知。
小儿脱肛患多时，先灸百会次鸠尾。
久患伤寒肩背痛，但针中渚得其宜。
肩上痛连脐不休，手中三里便须求。
下针麻重即须泻，得气之时不用留。
腰连胯痛急必大，便于三里攻其隘。
下针一泻三补之，气上攻噎只管住。
噎不住时气海灸，定泻一时立便瘥。
补自卯南转针高，泻从卯北莫辞劳[1]。
逼针泻气令须吸，若补随呼气自调。
左右捻针寻子午[2]，抽针行气自迢迢。
用针补泻分明说，更用搜穷本与标。
咽喉最急先百会，太冲照海及阴交。

---

❶ 补自卯南转针高，泻从卯北莫辞劳：即指从卯（东）向午（南）的方向，大指向上，食指向下捻针为补；指从卯（东）向子（北）的方向，即大指向下，食指向上捻针为泻。
❷ 子午：子午捣臼、子午倾针等手法。

学人潜心宜熟读，席弘治病最名高。

拦江赋

本赋见于《针灸聚英》一书，是高武从明代医家凌氏所编的手写本针书中转录来的。凌氏即凌云，字汉章，号卧岩，浙江吴兴人，精于针灸经脉之学，明孝宗赐任太医院御医，著有《经学会宗》《子午流注图说》等书。

本篇以“拦江”为赋名，是喻疾病犹如洪流巨澜，危害人命，此赋有拦截洪流、力挽狂澜之功，亦有赵子龙拦江夺阿斗之意，故名“拦江赋”。赋中阐述了担截二法的运用，八脉交会穴治病的范围，以及注流、五行、四时、三才在针法中的运用等做了说明。

担截之中法数何，有担有截起沉疴。

我今作此拦江赋，何用三车五辐[1]歌。
先将八法为定例，流注之中分次第。
心胸之病内关担，脐下公孙用法拦。
头部须还寻列缺，痰涎壅塞及咽干。
噤口喉风针照海，三棱出血刻时安。
伤寒在表并头痛，外关泻动自然安。
眼目之证诸疾苦，更用临泣使针担。
后溪专治督脉病，癫狂此穴治还轻。
申脉能除寒与热，头风偏正及心惊。
耳鸣鼻衄胸中满，好用金针此穴寻。
但遇痒麻虚即补，如逢疼痛泻而迎。
更有伤寒真妙诀，三阴须要刺阳经。
无汗更将合谷补，复溜穴泻好用针。
倘若汗多流不绝，合谷补收效如神。
四日太阴宜细辨，公孙照海一般行。
再用内关施截法，七日期门可用针。

---

❶ 辐：车轮的辐条，代指车。

但治伤寒皆用泻，要知素问坦然明。
流注之中分造化，常将木火土金平。
水数亏兮宜补肺，水之泛滥土能平。
春夏井荥宜刺浅，秋冬经合更宜深。
天地四时同此数，三才常用记心胸。
天地人部次第入，仍调各部一般匀。
夫弱妇强亦有克，妇弱夫强亦有刑。
皆在本经担与截，泻南补北亦须明。
经络明时知造化，不得师传枉用心。
不遇至人应不授，天宝岂可付非人。
按定气血病患呼，重搓数十把针扶。
战提摇起[1]向上使，气自流行病自无。

百症赋

本赋首载于明代高武《针灸聚英》一书，作者不详，因其论述多种病症的针灸辨证论

[1] 战提摇起：不同的行针手法。

治、配方取穴方法，故名之《百症赋》。赋中所述内容包括头面五官、外感、四肢、胸胁、神志、内科、外科、妇科经带胎产等方面的病症，以及针灸医生应具备的医德，大都是一些经验之谈，因而流传较广。本赋深受针灸临床工作者和针灸爱好者的欢迎，是针灸歌赋中比较重要的一篇。

百症腧穴，再三用心，囟会连于玉枕，头风疗以金针。悬、颅、颔厌之中，偏头痛止；强间、丰隆之际，头痛难禁。原夫面肿虚浮，须仗水沟、前顶；耳聋气闭，全凭听会、翳风。面上虫行有验，迎香可取；耳中蝉噪有声，听会堪攻。目眩兮，支正、飞扬；目黄兮，阳纲、胆俞。攀睛[1]攻少泽、肝俞之所，泪出刺临泣、

[1] 攀睛：又名“胬肉攀睛”，淡赤胬肉由眦角发出，似昆虫翼状，横贯白睛，侵黑睛，影响视力。

头维之处。目中漠漠[1]，即寻攒竹、三间；目觉𥆧𥆧[2]，急取养老、天柱。观其雀目[3]肝气，睛明、行间而细推；审他项强伤寒，温溜、期门而主之。廉泉、中冲，舌下肿疼堪取；天府、合谷，鼻中衄血宜追。耳门、丝竹空，住牙疼于顷刻；颊车、地仓穴，正口㖞于片时。侯痛兮，液门、鱼际去疗，转筋兮，金门、丘墟来医。阳谷、侠溪，颔肿口噤并治；少商、曲泽，血虚口渴同施。通天去鼻内无闻之苦，复溜祛舌干口燥之悲。哑门、关冲，舌缓不语而要紧；天鼎、间使，失音嗫嚅[4]而休迟。太冲泻唇㖞以速愈，承浆泻牙疼而即移。项强多恶风，束骨相连于天柱；热病汗不出，大都更接于经渠。

且如两臂顽麻，少海就傍于三里；半身

---

❶ 目中漠漠：眼前如烟尘密布。
❷ 目觉𥆧𥆧：视物不清。
❸ 雀目：夜盲。
❹ 嗫嚅：说话吞吞吐吐的样子。

不遂，阳陵远达于曲池。建里、内关，扫尽胸中之苦闷；听宫、脾俞，祛残心下之悲凄。

久知胁肋疼痛，气户、华盖有灵；腹内肠鸣，下脘、陷谷能平。胸胁支满何疗，章门、不容细寻。膈疼饮蓄难禁，膻中、巨阙便针。胸满更加噎塞，中府、意舍所行；胸膈停留瘀血，肾俞、巨髎宜征。胸满项强、神藏、璇玑已试；背连腰痛，白环、委中曾经。脊强兮，水道、筋缩；目润兮，颧髎、大迎。痓病非颅息而不愈，脐风须然谷而易醒。委阳、天池，腋肿针而速散；后溪、环跳，腿疼刺而即轻。梦魇不宁，厉兑相谐于隐白；发狂奔走，上脘同起于神门。惊悸怔忡，取阳交、解溪勿误；反张悲哭，仗天冲、大横须精。癫疾必身柱、本神之令，发热仗少冲、曲池之津。岁热时行，陶道复求肺俞理；风痫常发，神道须还心俞宁。湿寒湿热下髎定；厥寒厥热涌泉清。寒栗恶寒，二间疏通阴郄暗；烦心呕吐，幽门开彻玉堂明。行间、涌泉，主消渴之肾渴；阴陵、水分，去水肿之脐盈。痨瘵传尸，趋魄户、膏肓之路；中邪霍乱，寻阴谷、三里之程。治疸消黄，谐后溪、劳宫而看；倦言嗜卧，往通里、大钟而明。咳嗽连声，肺俞须迎天突穴。小便赤涩，兑端独泻太阳经。刺长强于承山，善主肠风新下血，针三阴于气海，专司白浊久遗精。

且如肓俞、横骨，泻五淋之久积；阴郄、后溪，治盗汗之多出。脾虚谷以不消，脾俞、膀胱俞觅；胃冷食而难化，魂门、胃俞堪责。鼻痔必取龈交，瘿气须求浮白。大敦、照海，患寒疝而善蠲；五里、臂臑，生疬疮而能治。至阴、屋翳，疗痒疾之疼多；肩髃、阳溪，消瘾风之热极。

抑又论妇人经事改常，自有地机、血海；女子少气漏血，不无交信、合阳。带下产崩，冲门、气冲宜审；月潮违限，天枢、水泉细详。肩井乳痈而极效，商丘痔瘤而最良。脱肛趋百会、尾翳之所，无子搜阴交、石关之乡。中脘主乎积痢，外丘收乎大肠。寒疟兮商阳、太溪验，痃癖兮冲门、血海强。

夫医乃人之司命，非志士而莫为；针乃理之渊微，须至人之指教。先究其病源，后攻其穴道，随手见功，应针取效。方知玄理之玄，始达妙中之妙。此篇不尽，略举其要。